精神科看護

THE JAPANESE JOURNAL OF PSYCHIATRIC NURSI

2020.5 CONTENTS
vol.47 通巻 332 号

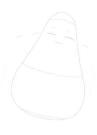

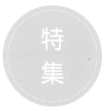

特集

"つながり" とアディクション看護
― ハームリダクションという方向性 ―

004
アディクション看護の今昔と今後の課題
成増厚生病院東京アルコール医療総合センターの取り組み
韮澤博一　鈴木良平　金井ゆき江

011
「患者の断酒決意を聞き出すこと」からの変化
ユーモアを交えたプログラムの再導入
根津和永　栗田真由美

018
断酒はきっかけであって目的ではない
私の経験と川崎マックの取り組み
中村晃二

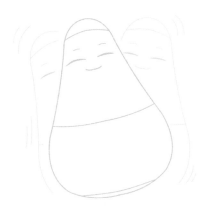

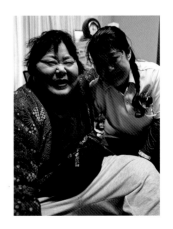

"つながり"とアディクション看護
—ハームリダクションという方向性—

◉ アディクション看護の今昔と今後の課題 ◉
◉ 「患者の断酒決意を聞き出すこと」からの変化 ◉
◉ 断酒はきっかけであって目的ではない ◉

特集にあたって

◎編集部◎

　アディクションに関しては，精神科でも長らく治療として取り組まれてきた一方，自助グループの存在を考えると，脱医療モデルを内在する「異端の実践」との指摘もある。弊誌では，1998年8月号，2003年4月号（日本アディクション学会第1回学術大会特集），2008年10月号，2010年9月号と4回にわたり特集を組んでいる。

　近年では，ネット依存，ゲーム依存など依存対象の現代化は見られるものの，その根底にはこれまでと同様の対人関係への課題が存在すると見られる。また，自助グループに関しては，組織体としての問題や，メンバー同士の支え合いという課題などを乗り越えるため，援助システムとしてセルフヘルプ支援センターなども登場している。

　今回の特集では「ハームリダクション」という考え方を下敷きとし，病院・グループの現在の，主にアルコール依存症治療・看護について，これまでの治療・看護の方法の変遷をたどりつつ，現代における支援の枠組み・取り組みについて紹介している（ハームリダクションとは「精神作用性のある物質について必ずしもその使用量が減ることがなくても，その使用により生じる健康，社会，経済上の悪影響を減少させることを主たる目的とする政策・プログラムとその実践」という考え方：本文より）。

アディクション看護の今昔と今後の課題

成増厚生病院東京アルコール医療総合センターの取り組み

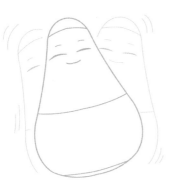

執筆者

医療法人社団翠会成増厚生病院東京アルコール医療総合センター（東京都板橋区）
副センター長
韮澤博一 にらさわ ひろかず

同 精神科認定看護師
鈴木良平 すずき りょうへい

同 看護主任
金井ゆき江 かない ゆきえ

はじめに―東京アルコール医療総合センターの紹介

　成増厚生病院は東京都板橋区にある530床の精神科病院で，精神科救急病棟・アルコール治療専門病棟・ストレスケア治療専門病棟・社会復帰病棟・精神科身体合併治療病棟・精神科慢性期病棟・内科病棟など機能分化した複数の病棟を整備しており，多様な精神疾患に柔軟かつ適切に対応している。アルコール治療専門病棟においては，1974（昭和49）年，民間の病院として全国ではじめての男女混合の開放病棟を開設した。

　1990（平成2）年からは東京アルコール医療総合センター（以下，当センター）と改称し，本人のアルコール教育プログラムや身体的な合併症のフローはもちろんのこと，ご家族の家族教室や飲酒の問題で疲労困憊したご家族の「家族

入院」*¹，お子様を対象とした「子どもプログラム・思春期プログラム・専門医による児童思春期相談」*²などアルコールの問題で困っているすべての人を対象とした総合的なケアを実施している。また，当センターは入院治療に特化した医療体制となっているため，外来治療に関しては系列のアルコール専門クリニックや近隣の専門クリニックと連携している。

患者さんと医療者の今昔

1) いまと昔の特徴の違い（鈴木）

　入院患者の年齢は55歳前後が多く，これは以前と大きな変化はないが，約20年前と比べると10代から80代までと年齢の幅が広くなった印象がある。以前は些細なことでスタッフに対する暴言や患者間の怒鳴り合いが起こり，看護師が介入することがしばしばあった。時には病気に対する否認や，入院治療への否定的な感情から「もう退院する」と言い，退院先が未定（自宅がないなど）にもかかわらず急に退院をしてしまう人など，“パワフル”な方が年間で数名見られた。いまも病気の傾向として白黒志向でスタッフとぶつかる方はいるものの，怒鳴るような人は少なくなり，抑うつ状態や希死念慮，発達障害による強い特性から，いろいろなことにこだわりが強く，集団生活になじめない患者さんが増えてきた印象がある。

　また，以前はある程度，集団精神療法や自助グループの集団に加わることができれば治療が進んでいくことが多かったが，いまは個別的なかかわりを必要とする方が増えている。2018（平成30）年度の当病棟では，アルコール使用障害と自閉スペクトラム症（ASD），注意欠如多動症（ADHD）との併存者数は疑いも含め全体の約12%だった。そのような場合には治療プログラムからドロップアウトしないよう，集団で治療をするアディクション治療の枠組みだけでなく，発達障害の特性に配慮した個別性のあるかかわりをバランスよく提供する必要があるだろう。

　また，医療現場の変化としては，以前はいまよりもリスク管理がいい意味で緩やかであった。レクリエーションや，プログラムなど日々の業務で患者さんとゆっくり話したり，ともに活動をする時間を確保することができていたように感じる。そのなかから患者さんの本音などをうかがうことができたが，そのぶんアルコールによる身体的なダメージからケガなども多く，いまはリスクの管理の強化から，前述のレクリエーションや運動療法などに制限が多くて，患者さんの本音をうかがえるような場面が少なくなってきている。

※1　家族入院
1989（平成元）年より，依存症のご本人が治療を拒み，ご家族の緊張度が高い場合や，ご本人が入院治療をしてもなかなかご家族の不安や緊張がとれない場合など，休息・教育などの目的で家族入院を勧めている。「うつ」や「適応障害」などの保険適応で入院され，始めてから350名ほどの方がご利用されている。

※2　子どもプログラム・思春期プログラム・専門医による児童思春期相談
当センターをご利用された患者さんの子どもたちを対象に，アルコール依存症の病気の理解をスタッフによる演劇や紙芝居をとおして学び，感情を描画やワークセラピーで表出したり，グループミーティングでセルフヘルプを体験したりなど，子どものもつ回復力を活かすようサポートを行う。必要となれば無料で児童思春期専門医の相談も受けられる。

日々の忙しい業務のなかではあるが，入院後2週間，1か月，2か月，退院前という定期面接の設定だけでなく，日常生活の場面でも声をかける工夫をしている。また，案外有効だと感じている場面は，自助グループに同行参加する際のタイミングだと思う。患者さんと自助グループの会場から病院まで帰る際，外の空気を吸いながら当日参加した自助グループの感想だけでなく，入院や家族への思いを患者さんが語ってくれることが多いように感じている。

ほかに明らかに違いを感じることは，患者さんの飲む酒類の変化である。以前は入院中に隠れて日本酒のワンカップをコンビニで購入して飲酒する方が大多数で，よく床頭台の引き出しから見つけたものである。しかし，現在は入院中に飲酒されるほとんどの方が，アルコール濃度9％の缶チューハイを飲酒している。これはメディアでも取りあげられているが，高濃度の酒を安価にて購入できることで大量飲酒者が増加し，アルコール依存症を助長するのではないかという危惧は感じる。

2) 医療者（看護者）側の変化（韮澤）

入院治療においては「断酒」に向けた教育プログラムや，入院中は「飲酒はしない」「協調性を保った集団生活を送る」など，いくつかの治療契約を交わしてスタートする。しかしながら離脱症状が強かったり，直面する問題の重さに耐えきれなかったり，他患者や家族とのトラブルであったりなどの状況から酒の力を借りる「スリップ」をされる方は少なくない。以前であれば，「入院中に飲酒なんてとんでもない」「やめる気がないなら入院している意味はない」など，看護師側の感情が揺さぶられ，怒りを感じ

ることが多くあった。

その感情の揺さぶりを整理してみると，「残念」「酔いによる患者の変容に対する恐怖」「飲んでいても，飲んでいないという否認に対する怒り」などである。私の体験では，感情が揺さぶられた状況で「スリップ」した患者さんとかかわると，ネガティブな感情が湧き起こり，その感情はすぐに患者さんに伝わる。そのことで患者さんとの関係が悪化し，飲酒したことを責めたり，口論になり，強制退院に発展したりすることなどがよくあった。また，酔いの状態で病棟にいることは他患者への迷惑行為とし，医師の診察のもと，保護室で施錠した状態で酔いをさますなど，安全管理を重視したうえで，行動制限をかけていた。患者側から見れば罰則と感じるであろうし，その処遇に不満をもち中止退院する方も多かった。

現在，当センターでは，スタッフ間で飲酒時の対応についてロールプレイで練習をしたり，飲酒時はアルコールチェッカーの反応があれば個室で安静にしていただくなど，入院中のスリップは病気の症状としてとらえて，対応はシンプルかつスムーズであり，以前と比べれば飲酒での中止退院や，患者との感情的な対立は劇的に少なくなってきている。

ある回復した元患者さんは，「入院中にスリップをした。そのときに看護師さんから『なんで飲んだの？』としつこく聞かれたが，気がついたらビールをもっていて，そのときは理由が思いつかなかった。でも『理由を探さなきゃいけない』と，とっさに思いついたのが女房の態度についてだった。いまは5年ほど酒はとまっている。飲む"理由づけ"を考えなくていいので楽である」と話していた。

この元患者さんの言葉からわかるのは,「スリップ」した理由を執拗に聞きだすこと自体が本人にとってはストレスとなり,そのことを否認したり,無理な言い訳を探したりするという方向に導くことになる(そのことが医療者にどのような感情をもたらすかは,前述のとおり)。後述するハームリダクションと節酒のテーマにも関連するが,スリップした理由にフォーカスしそれを責めるよりも,今回のスリップを1つの糧として,今後飲まない期間をいかに伸ばしていくかという観点から,患者と医療者(看護者)がともに方法を模索していくのが望ましいだろう。

アルコール外来と入院治療

1) アルコール外来と入院治療の連携(鈴木・韮澤)

最近,アディクション関連での学会で「ハームリダクション」という言葉を多く耳にする。ハームリダクションとは「精神作用性のある物質について必ずしもその使用量が減ることがなくても,その使用により生じる健康,社会,経済上の悪影響を減少させることを主たる目的とする政策・プログラムとその実践」という考え方である。最近はアルコール関連問題がある方(依存症は除く)の薬物療法において,断酒ではなく飲酒量を減らす「節酒」を目標とする薬物療法が導入され,当院でも昨年度から減酒外来がスタートした。しかし,自助グループの当事者,家族からはこの節酒治療に関して「節酒なんてとんでもない! なぜ,医療がそんなことを推奨するのか? 依存症者にとって悪影響

だ! 早期発見・早期断酒だろ!」など,さまざまな意見が聞かれる。

2) 回復段階に応じたかかわり

入院相談の場面で否認が強い場合には,無理にアルコール依存症治療だけを勧めると,本人の否認の部分と真っ向からぶつかり,本人が治療の場から遠ざかってしまう恐れがある。アルコール依存症の回復には,「次につなげていく」継続性のあるかかわりが重要である。断酒や節酒にかかわらず本人の意見を尊重し,体験学習をしていただくことも断酒の動機づけにつながっていく。

アルコール専門外来の通院や自助グループの情報提供など,個々の回復状況に合わせた援助を行い継続的にかかわっていくことで,実際にアルコール専門外来につなぎ,その後「やはり入院しかない」と当院に再相談し,入院となったケースを多く経験している。入院相談で「コントロールできる!」または「1人でやめられる!」という方には,「では,まずは外来で証明してみませんか?」と入院ではなく外来の通院を提案することがある。すると,「外来だったら行きます」「証明してみますよ」と了承される方が多い。了承が得られたら,ご本人の気が変わる前にその場で外来を予約。本人には外来受診のみで節酒,断酒の目標を達成できなかった場合,次はアルコールの入院治療を受ける約束をご家族や関係者の前で行っている。「断酒しろ,入院しろ」といままで言われてきた,または言われるであろうと思っていた本人が,入院相談の場面で看護者から上記のように言われると,多少は自分を理解してくれたという思いが抱くのか,約束をしてくれる方は多い。しかしその

場合，ご家族や関係者はほとんどが本人の入院を希望しているため，事前に回復段階に合わせた介入方法の意図を説明し，理解を得てから行っている。

いままでのアルコール医療はあくまでも「断酒」が治療目標であった。断酒治療に対するハードルの高さ，病気に対する否認などから治療が必要であっても，医療につながらないケースが多かった。そこでまずは「断酒」を強要せず，「生活の質を高くするには」を治療目標とし，より多くの方が医療につながり健康的な生活を維持できればよいのではないだろうか。また，その「節酒で生活の質が低下する」のであれば，「断酒」が必要であることを当事者と共有し，断酒治療に結びつきやすくなるのではないかという段階を踏んだアディクション支援が必要であると個人的には考えている。

いまも昔も，飲酒問題を本人に返していくことは一緒である。しかし，以前は説明しても否認が強く介入できない場合には，ご家族の共依存や家族システムへの介入をし，本人に「底つき体験」をしてもらい入院につながるケースが多かった。しかし，現在は，（身体的・日常生活のダメージが少ない状態で）否認が強いのであれば減酒外来を提案している。節酒できなければ，専門外来に通院しながら断酒に挑戦し，さらに状態が悪化していくのであれば入院治療という，段階的であり，本人が選択しやすい治療介入を意識してかかわっている。

当センターは専門外来を設置しておらず，外部の専門クリニックと連携を強化している。入院施設として大切に思うことの1つは，専門クリニックからの入院依頼は速やかに受け入れることである。クリニックに通院している患者さんは，自分のアルコール問題を認め，生活の一部として目的をもって自宅から出かけ，クリニックに向かう。もちろん，回復過程においては「スリップ」もあるし，そこから「連続飲酒」に発展し，身体的に悪化したり，地域での生活に支障を起こしたりする。入院治療は，患者の被害を最小限に食いとめて，心身を整え，地域での生活が送れるようにアルコールリハビリテーションプログラムをとおして回復への計画を練って，クリニックに戻ってもらう。相互のつなぎが大切である。

看護としての家族支援（金井）

1）看護師として家族に接するとき

家族教室では，ご家族の方々に依存症についての知識や依存症の対応の仕方などを伝えながらも，実際に自分たちも患者さんについつい巻き込まれてしまっていると感じることがままある。依存症という病気は本当に厄介だと思う。

看護師の特権は，身体的なケアが行えることであり，24時間さまざまな時間帯で生活に寄り添いながら日々のケアを行うことができることだ。患者さんにとっても看護師は身近な存在となりやすく，これは看護師にとっても同様で，家族に近い感情を抱くことも多い。「どうして自助会に行かないのか」と悩んだり，「また再飲酒したか……」と落ち込んでしまったり，「まったく酒におぼれていた自分の状況をわかっていない」といらついたりと，本人を回復に向けようとつい躍起になってしまう。もし，こうした自身のネガティブな感情に無自覚なままで患者とかかわれば，前述のとおり，患者さんとの治

療関係は悪化することになる。しかし，同じネガティブな感情はその内実を自覚することによって，ケアにも活用され得る。つまり，こうした感情は，別の一面においてご家族への共感にもつながり，そのことによってご家族を心から「労う」ことができるのだと思う。「たいへんでしたね」「つらかったですね」の言葉にご家族が涙を見せることがあるのは，このためではないかと思う。共感からの労いを大切にすることを心がけている。これまでまわりから，「妻として思いやりが薄いからだ」「あなたの育て方が悪い」など，責め続けられていた家族は十分に労われることで安心感を得て，「自分＝私」を話し始める。「話す」（自己開示）ことは，今後自分が自助会やミーティングに参加する前準備としても重要である。共感のなか，話すことで家族は自分の回復に向かう方向と力を得ることができる。

ご家族は本人の飲酒による問題だけでなく，「本人の生きにくさ」とも生活をともにしている。怒鳴り散らすような方は少なくなったが，自分のことはすべて棚にあげてスタッフにクレームばかりの患者，担当看護師が少しの時間しか訪室をしないと「大切にされていない」とふてくされる患者，体調不良を理由に自助会には行かないけれど，昼間は元気に喫煙所通いの患者，この方たちのご家族はさぞたいへんなことだろうと他人事とは思えない。ここでも看護師は共感を通じて家族を労うことができる存在なのだと思っている。また，家族に対しては労うばかりではなく，依存症本人に起こるよい変化をともに喜ぶことや，回復をともに願うことができることも身近な存在である看護師のできることであると思う。

なお，当センターでは入院前の相談から退院後のアフターフォローまで一貫して担当者が担うシステムをとっている。これは看護師も同様である。3か月の入院生活のとどまらず，入院前の家族相談，退院後の職場復帰や断酒のできる環境づくりに至るまで担当者が中心となって行うシステムである。これにより，1人の患者の回復を長いスパンで見守ることができ，家族も希求行動をとりやすい利点がある。これに加え，2019（令和元）年より退院後のアフターケアとして，退院後3か月の安否確認を開始した。退院後の生活や再飲酒への不安などについて家族の相談に乗ることができ，再飲酒に対しても速やかに対応につなげることを目的としている。

2) 子どもに対する目配り

アルコール依存症者を抱える家族のなかでいちばん影響を受けているのは，子どもだと思う。アルコール依存症という病気は子どもの将来の生きにくさをつくる大きな要因ともなる。子どもへの影響の大きさは社会のなかでも重要視されているが，具体的な支援の手が届きにくいのが現状だ。

親の相談につき添って来院する子どもたちはなかなか心のなかを覗かせてくれない。子どもたちは困っていることも，つらいことも「なんとも思わない」と答える。しかし，噛んでボロボロなった爪の先や，自分の髪の毛を抜いたり，目をパチパチさせたりするチック症状などに表れる心の叫びに，心が痛むことが多々ある。子どもたちの心の叫びを，しっかりとキャッチできるアンテナを立てて観察することの大切さをあらためて感じる。

当センターの取り組みの1つに，そうした子

どもを対象としたプログラムがある。これは依存症の親と依存症という病気を分けて考えられることを目的にしたプログラムである。「憎むべきは依存症という病気であり，親ではない」ということを，キャラクターを用いた劇を通じて子どもたちに伝えている。劇の序盤まではおとなしく見ていた子どもたちが，終盤においては悪役の"ノメノメ星人"というキャラクターにビニールのボールを投げつけたり，風船のバットで叩いたりするなど，感情をぶつける場面がある。日ごろ，子どもたちはいかに感情の表出を抑えていたのかということを思い知らされる（このプログラムは今後本誌で紹介する予定である）。

　子どもプログラムや思春期プログラム，そして個別での面接をとおして，子どもたちにお願いしているのは，何か親の依存症や自分自身の生きづらさに直面して困ったことがあったら，1人で悩まずに連絡をすることである。出会いから数年経って，「父が自殺した。頭のなかが混乱している。自分を傷つけてしまいそう。韮澤さんに話を聞いてもらいたい」「急に金井さんに会いたくなった……」など，実際にさまざまな危機を乗り越える手段として私たちを使ってくれる子どもも何人かいた。

　家庭や社会において孤立した状態でアルコール関連問題や生きづらさと向き合いながら生きてきた労をねぎらい，問題解決に向けて1人で闘わず，本人・家族・関係者・医療スタッフを交えたチームで「一緒に考えてみませんか」と投げかけることが，これまで依存症治療・看護において十分は配慮されていなかった子どもたちへの支援の第一歩になるのではないだろうか。

「患者の断酒決意を聞き出すこと」からの変化

ユーモアを交えたプログラムの再導入

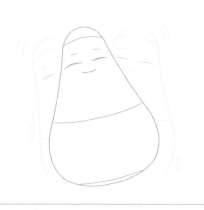

執筆者

医療法人財団厚生協会
東京足立病院（東京都足立区）
看護師長
根津和永 ねづ かずえ

同 看護主任
栗田真由美 くりた まゆみ

アルコール依存症と向き合う

東京足立病院（以下，当院）アルコール病棟は，東京都城東地区唯一の専門病棟で，1996（平成8）年に開設された。定床50床，男女混合病棟である。閉鎖，開放エリアに分かれ，離脱・身体管理を主に閉鎖エリア（以下，閉鎖），アルコールリハビリプログラム（以下，ARP）を開放エリア（以下，開放）で行っている。当院はアルコール依存症のほか，アルコール関連問題を抱えた統合失調症や精神遅滞などの重複障害の患者も受け入れている。閉鎖は「青空会」，開放は「友の会」と称した病状に応じた別プログラムを行っている。開設当初から積極的に自助グループなど（AA・断酒会・DARCなど）にメッセージを運んでもらっている。

筆者は，長年アルコール依存症者とのかかわりをもっている。出会ったころのイメージは当初はあまりよくなかった。患者について先輩から教わったことは，

• アルコール以外にも依存しやすい特徴をもっている。

- 距離感を間違えると後が大変。
- 2不3慢（不平，不満，自慢，傲慢，怠慢）である。
- お酒を飲むために，嘘をついたりする。
- いろいろな手段で家族を翻弄，パワーゲームのはてに性格も変わってしまう。
- 離脱期のイライラで怒鳴ったりする。
- 「否認」のため，自分の問題より私たち医療者に対しての問題を指摘する（そのため自分の問題に向き合うことができない）。
- 患者から責められて看護師はついその場しのぎの返答をし，それに対して納得がいかないとクレームになってしまう。ひいてはトラブルに発展してしまう……などなど。

そうした患者に対し，当院も漏れなく，久里浜式・アルコール依存症治療の3本柱（外来通院，抗酒剤，自助グループ）を中心にプログラムを行ってきた。

そのなかで，断酒する決意や返答を聞きたいがために，「あなたの飲酒問題がまわりにどれほど迷惑をかけていると思っているの？（わかっているなら断酒するって言って）」など，ひたすら説得に回った。いま思えば，とにかく「断酒する」という一言で安心しようとしていたのかもしれない。しかし，現実は退院してすぐに再飲酒し，ほどなくして再入院となる患者が多数いて，時には死亡連絡を聞き，なんともいえない気持ちになった。

こんなことをくり返し経験するうちに，アルコール看護を行ううえで「患者の断酒決意を聞き出すこと」は，あまり意味のないことと考えるようになった。

また，"底つき体験"をすることでやっと回復の道に進むことができると思い込んでいた。しかし，そのどん底にたどりつく前に死亡する患者が少なくない。この病気は，治療導入のタイミングを逃したら死んでしまう病いであり，なんのためにその時期を待って支援しているのか，わからなくなってきていた。さらなる疑問・思いとしてあったのは，以下のようなものであった。

- 断酒すると話していたのにまたすぐ入院してくる患者を見て，完全断酒がいかに難しいものであるか。
- お酒が自分のことを守ってくれている手段のものなら，それを完全に断ち切ることが自分ならできるのか？
- 説得がいかに無意味であったか。
- いまのスタンスは患者の回復に，はたして効果があるものか？
- 目標をもちづらい定年後の患者にとって，完全断酒することがどれほど困難であるのか？

こうした疑問・思いから，専門病棟としてできることを考え，ちょうど人事異動により新体制となったのをきっかけに，プログラムの見直しを行うことになった。

プログラム新時代

いままでのARPは，アルコール依存症について勉強し，体験談で自分の酒歴・再飲酒の振り返りを行う。そして，自助グループによるメッセージが中心だった。

このプログラムと数回の入院で回復できた患者もいたが，はじめてARPを体験した患者の

多くは「プログラムに出たくない」「自助グループは宗教みたいで嫌だ」「自分の体験とは違うし，聞いていてもわからない」「退屈」など，否定的な意見が多かった。「入院中だから出てください。医師の指示です」と説得して参加させる場面が少なくなかった。

また，季節の行事などにも特に取り組むこともせず，ひたすら病気に向き合うプログラムが回復への近道と信じ，病棟を運営していた。

しかし，再入院した患者は，「前にARPは（一度）やったし，出たくない」という声が聞かれた。現に筆者自身も自分が興味をもてないこと，楽しくないことは続かない。患者も同じだと考えた。そこで，コンセプトを『楽しめて飽きのこないプログラム』とし，スタッフ全員を3チームに分け，新プログラムを立ち上げることとした。

1) グループ1（ARP）

以前までのプログラムは，その日の担当者に内容が委ねられていたが，負担が大きく，マンネリ化しやすかった。

そこで，『3か月で学ぶアディクション』というテキストを作成した（図1）。3か月1クールとし，「アルコール依存症の知識〜退院後の生活」までを，全6回で講義＋ミーティング形式で行うことにした。内容は以下の4つである。

①アルコール依存症について

②アサーション，アンガーマネジメント，ストレス

③1日の生活，外泊について

④自助グループについて

テキストは改訂が可能であり，新しい情報を掲載し，プログラム編成を変更したときでも柔

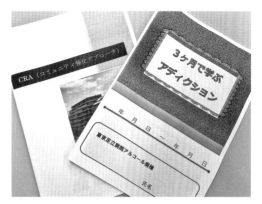

図1　作成したテキスト『3か月で学ぶアディクション』

軟に対応できるようになっている。そして，イラストをふんだんに使用し，直接記入できる様式にした。これにより誰がプログラムを担当しても内容の統一をはかることができ，目で見て楽しめて，患者・スタッフにも理解しやすい形式となった。

2) グループ2（作業療法）

2つ目は作業療法に着目し，お酒がなくても楽しめることを体験し実施することが，しらふで生活する動機づけになることや，断酒意欲の向上になると考えた。病棟には作業療法士が専属で配置されており，毎日作業療法を行っている。その活動は幅広く，学習から軽運動まである。

(1) 季節行事

まずは，4月の花見ウォーキングをはじめ，季節感を感じる行事を提案。夏には病院の院庭で「酒なしBBQ」を開催した（図2）。これは，患者グループ（1グループ：6名）5グループを決め，しおりを作成。買い出し，調理の下ごしらえ，火おこしメンバーとグループごとに話し合

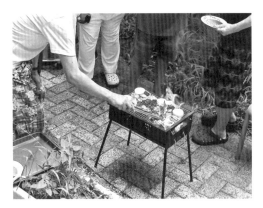

図2　「酒なしBBQ」の様子

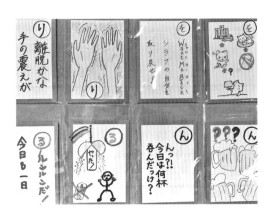

図3　かるた。「ん　んっ?!　今日は何杯呑ん
　　　だっけ?」

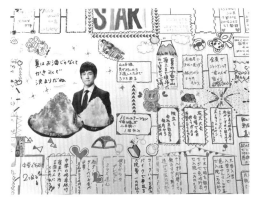

図4　人生ゲーム。「飲んで終電で熱海まで行っ
　　　てしまう」というマスも

ってもらった。患者同士で係を選出してもらい,
患者のなかでリーダーを決め,1グループ1コン
ロで実行した。この取り組みは,性別,年齢を
問わずグループで協力し,「酒を飲んでいなくて
もBBQが楽しめると実感した」「入院中のいち
ばんの思い出」など,楽しみながらしらふを味
わえたと好評を得た。

(2) 作品制作

　アルコールに関連した川柳やかるた,人生ゲー
ムなどの作品を制作する(図3〜5)。難しい

内容とも思えるが,作品を見ると自身の酒のエ
ピソードをユーモラスに作品にしている。作成
したかるたや人生ゲームはプログラムのなかで
使用しており,「かるたの文字札が酒飲みあるあ
るで面白い。共感できる」「人生ゲームでも入
院しちゃったよ〜」など,笑いの絶えない時間
になっている。

3) グループ3(女性支援・CRA・家族支援)

　当院の入院患者の約2割は女性患者であるこ
とから,女性だけのプログラムや共依存になり
やすい家族支援にも取り組んできた。

(1) 女性支援

　女性支援として,2005(平成17)年より病棟の
入院患者だけではなく,他病棟や外来で依存症
に悩む女性も対象に,自助グループや女性の施
設のご協力のもと,週1回女性ミーティングを
行っている。

(2) CRA:コミュニティ強化アプローチ

　新プログラムとして,コミュニティ強化アプ
ローチ(以下,CRA)の導入を行った。CRAとは,
オペラント条件にもとづく行動療法で「飲酒よ

り報酬の大きな，新しいライフスタイルを発見
すること」をめざしている[1]。

CRA認定ワークショップに参加した看護師
が全3回で「生活の満足度」「お酒を断るスキル」
「心地よい活動探し」を行っている。

①「生活の満足度」

現在の満足度を点数化する。取り組むべき課
題を見つけ，前回の点数と比較することができ
ている。

②「お酒を断るスキル」

ロールプレイを取り入れている。照れくさそ
うに参加する方や，冗談っぽく笑いをとる患者
もいるが，「誘いを断ったことがないので難し
い」「嘘をついて断りたくないし，カミングア
ウトもしづらいし」と，「酒を断る」ということ
について考える機会になっている。

③「心地よい活動探し」

入院中から酒に代わる趣味や心地よい活動を
実践し，退院後も継続できるようにサポートし
ている（実際に入院中から地域の卓球サークル
につながり，退院後も卓球を続けているケース
や頻繁に入退院をくり返していた患者がガーデ
ニングを始めたことで，入院するまでの期間が
延びたケースもあり効果を実感している）。

退院した患者からも「CRAプログラムはよか
った。退院してからCRAの効果がわかった」と
好評を得ている。今後さらに作業療法やデイケ
アとも連携をとり，活動継続をめざしていく予
定である。

(3) 家族支援

家族支援では毎週1回家族会を開催してい
る。家族会でも今後CRAがもとになっている
CRAFT（コミュニティ強化法と家族トレーニン
グ）を実施予定である。通常の家族会以外にも

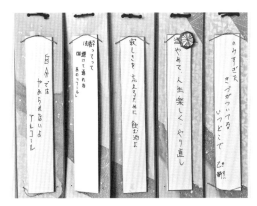

図5　川柳。「寂しさを　忘れるために　飲む酒
よ」

年に1回，入院中の患者，自助グループの方々
を交えた「患者・家族合同お楽しみ会」を開催
し，家族の想い，入院中の患者の心境などを互
いに聞き，ともにバンド演奏を楽しむなどして
いる。

不易流行

後述するハームリダクションや楽しめるプロ
グラム，また酒量コントロール剤（ナルメフェ
ン）など，当院では新しい考え方やプログラム
や治療を駆使し，患者の立場に立った支援を行
うため日々取り組んでいる。しかし，いままで
のアルコール治療をすべて変更したわけではな
い。

患者同士の自治会は，立ちあげから途絶える
ことなくいまも継続している。同じ病気をもつ
仲間で支え合う治療である。1日のプログラム
や予定を朝礼で委員が報告。そして，ラジオ体
操，ご意見箱の開票，毎週土曜日に行われる生
活ミーティング。そして，クリーンDAYなど

はいまも続いている。このプログラムはアルコール依存症の患者だけではなく，私たちが生活するうえでの必要生活訓練であることは，いまも昔も変わってない。そして，仲間で支え合う自助グループは，依存症の回復には必要不可欠であることも変わっていない。

依存症看護とハームリダクションの意義

　私自身，病気と向き合う前に飲み続け，命を落とす患者をいままで何人も目のあたりにしてきた。患者は，「断酒」という言葉に不安と絶望を感じるのではないかと接するなかで感じている。節酒でいけるのならば，患者はアルコール依存症と診断されても，自分の病気に対する受け入れ方や，今後の自分の生活ライフに希望がもちやすくなると考えている。さらに，酒量コントロール剤（ナルメフェン）を使用することで社会復帰し，在宅で生活できている患者も最近は増えてきた。

　また，節酒外来もその1つで，「節酒なら病院に行ってみようかな？」とより多くの患者が外来につながり，アルコール問題と向き合えることこそがハームリダクションの意義であると私は考えている。

　そのなかで当院には印象的な入院患者パターンがある。それは，高齢者単身の依存症患者だ。彼らは退院後すぐに飲酒を再開し，飲酒による体調不良が出現すると，「また，入院したいんです。食事がとれなくて」と医師に相談し入院する。体調がよくなると退院を希望する。そういった入退院をくり返している患者が数名い

る。以前は，「そのような患者はやる気がない。まだ，底つきができていない。なんのために入院させるのか？」など，看護師の否定的な意見も聞かれた。しかし，高齢者は目標や生きがいを見出しづらい。高齢患者は断酒しても人生の目標や生きがいを見つけにくいことに加え，単身で生活しているさびしさも飲酒を増長していると思っている。重度の肝硬変を合併し飲酒で腹水を増強させ，生命の危険に何度も陥っているのに断酒できない当院の患者も，やはり単身である。くり返し入院することで病院が家族的役割をはたしているように感じている。いまも主治医と相談し，次回の入院日を設定し，退院している。そして，入退院訪問看護を導入して患者の生命維持を支援している。このように酒をやめることのできない患者にも支援していくことが大切だと感じている。また，最近はスタッフも命をつなぐ支援と理解している。

依存症に携わる看護師

　アルコール依存症は，長いスパンでスリップをくり返しながら回復する病気であると感じている。患者と接したり，病棟を運営するにあたって大切だと考えていることは，病気が回復する期間，特に否認が強い時期をいかに病気か否かをスタッフが冷静に見ることができるようになることだ。病気に対して「病気だと認められない」「自分の問題を深く感じることができない」などのように否認を強くもつ時期は，いら立つ感情をもちやすく，自身の問題に対して素直に認めることができず，スタッフの揚げ足をとるような発言をすることがある。スタッフは，

そのような姿に陰性感情をもちやすく，「アルコール看護はとても難しく，できれば避けたい」と感じるきっかけになってしまうこともある。そのため私たちはかかわるうえで，病気の回復過程で起きることであると理解を深め，冷静にかかわる必要があると考える。

実は，患者自身も心のどこかで問題を自覚していて，このままではいけないことを認識しているのではないだろうか。その時期に介入していくことが否認の打破につながるため，とても大切である。病気の症状で起こる性格変化をその患者の人間像としてとらえないこと。そして，いま，アルコール患者がどの時期にいるのか，理解し患者に興味をもつことも大切だ。どうしても患者の悪い部分が目につきやすくなるが，患者がなぜそのような態度や発言をするのかな

ど，分析し，感情的にならないよう努めている。

依存症看護は病気のことだけではなく，病気を含めた「その人自身に興味をもてる人」が患者の支援に向いていると感じている。そして，もし自分が入院したらという気持ちを常にもち，病棟プログラムの実施構築にあたっている。筆者自身アルコール依存症とのかかわりで自分の視野を広げることや成長につながっていると考え，やりがいのある看護と実感している。

〈引用・参考文献〉

1）ロバート・J・メイヤーズ，ジェーン・エレン・スミス，吉田精次，境泉洋監訳：アルコール依存のための治療ガイド　生き方を変える「コミュニティ強化アプローチ」［CRA］．金剛出版，2016．

断酒はきっかけであって目的ではない

私の経験と川崎マックの取り組み

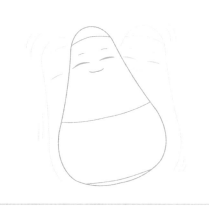

執筆者

特定非営利活動法人ジャパンマック
依存症リハビリテーションセンター
川崎マック（神奈川県川崎市）
中村晃二 なかむら こうじ

地域に寄り添う川崎マック

　現在，地域活動支援センターとして活動する川崎マックは，1992（平成4）年4月に小規模作業所として開設された。運営母体は2007（平成19）年よりNPO法人となり，2015（平成27）年からは特定非営利活動法人ジャパンマックに吸収合併され，現在に至る。2019（平成31）年からは川崎市精神保健福祉センターの委託事業となった。

　「依存症は病気」であり，その回復には回復した，あるいは回復したいと願っている仲間との出会いが必要と考え，グループセラピー（ミーティング）を中心に社会復帰をめざす取り組みを続けている。

「マック」との出会いから現在

1）私がアルコール依存症と診断されるまで

　私は東京都中野区で3人兄弟の次男として生まれる。定期的に父親と兄が包丁などの凶器を持ちだした喧嘩をし，時に警察が仲裁に入ることもある，そんな家のなかで育った。私は物心ついたころには，他人との間に存在した心の壁

みたいなものがあり苦しんでいた。常に誰かの顔色をうかがうような生き方をしていた私だった。

酒，タバコを覚えたのは14歳の夏休みのときだったと思う。友人と2人で遊んでいたときに，興味本位で両親のタバコを吸い，酒を飲んだ。酒を飲んだときの記憶は強烈に覚えている。たったひとくちの日本酒で心の壁みたいなものはなくなり，それまでの人生が嘘のようにそこにいた友人とただただ楽しく話ができた。そして当然のように酒にはまっていった。

高校には進学した。まだ遊んでいたかったからだ。高校へ進むと酒だけでなく麻雀やパチンコにもはまった。パチンコで勝ったときは居酒屋で飲むこともあった。結局遊んでばかりで成績が落ち，高校は退学した。

高校退学後はパチンコも酒を飲むのも1人ですることが多くなった。やることもなく仕事に就いた。同じ年の人もいて仕事は楽しかった。上司も酒が好きでよく仕事終わりにおごってくれた。半年くらいはよかったが，だんだん深酒をして遅刻が目立つようになった。がんばってみたが治らなかった。何度か注意を受けたが酒が入ると楽しくなってしまう。仕事はクビになった。

仕事を探しに京都にも行った。そこでとび職の仕事をした。毎日酒を飲み，週末にはキャバクラで飲んだ。覚せい剤も覚えた。

ある日，覚せい剤を買った帰りに捕まった。覚せい剤所持の罪だった。親が迎えに来てくれた。実は京都へ行くのに家から120万円ぐらい盗んでいたので，迎えには来てくれないと思っていた。母親の顔を見たときには言葉が出ないくらい泣いた。3年の執行猶予がついて東京に戻った。

妹の紹介でバイトには就いたが，酒と覚せい剤はやめられなかった。幸い，金が底をついたので覚せい剤は買うことができなくなった。安酒を飲むようになり，ツケの利くスナックなどに顔を出すようになった。また朝起きられなくなった。バイトはクビになり，清掃の仕事や日雇いの仕事をたまにしたが，基本は家にひきこもって親に金をせびっては飲んでいた。このあたりからの記憶は定かではなく，28歳のときに妹ががんで死んだことだけはなんとか覚えている。

毎日，朝酒を飲み，ビデオを借りてきて1日ぼーっと過ごすことをくり返していた。32歳のときに血を吐いた。嘘かと思い，さらに酒を飲んだのだが嘘じゃなかった。酒が原因の食道静脈瘤破裂だった。救急車で運ばれた病院で，医者からは「酒をやめれば悪くなることはありません」と言われた。ほっとしたが酒はやめられなかった。2年間で4回の吐血をくり返した。最後は病院のトイレで吐血し，集中治療室に運ばれた。意識が朦朧としていたので記憶違いかもしれないが，脈拍が280，血圧の上が40くらいだったようだ。目が覚めると体中が管につながれていた。まったく動けない状態で丸2日そこにいた。面会に来た母親に叩かれた。

もう酒をやめたいと思った。だが，やめられなかった。はじめてやめるためにどうすればいいのかと悩み，いろいろなところに相談に行った。近所の保健所で酒害相談をしているので行った。そこで，はじめてアルコール依存症と言われ，少しほっとした。やめられない理由が病気とわかったからだ。しかし，わかったからといってとまるわけではない。生活保護の申請に

行き，慈友クリニックに治療に行ったが，どれも飲みながらだった。主治医に，「通院じゃダメだと思うから，入院しましょう」と言われた。最後の酒は入院するその日だった。

2）「マック」，はじめの印象

病院での生活は快適ではなかった。飲酒の欲求に支配されていた。そんな状態だったからか，家の環境が悪かったからか，退院して自宅へ帰ることは禁止され，「マックというところへ行って断酒のリハビリをするように」と伝えられた。行きたくない気持ちもあったが，断る勇気もなかった。死ぬのが怖かった。

マックは悪いところではなかったが，つまらないところだった。毎日，来る日も来る日もミーティングばっかりだった。マックに来る仲間（ともに断酒をしている人たち）の飲んでいた話や，どうやって酒をやめたかの話を聞いていた。

覚せい剤の話や吐血の話など，普段できない話ができたから話すのは嫌ではなかった。妹が死んだ話や悲しかった話など，恥ずかしくて話せないことも話せた。

気づいたら3か月もの間，酒がとまっていた。いままでどんなことをしてもとまらなかった酒がとまっているのだ。こんなに腹の立つことはない。どんなに努力してもとまらなかった酒が，毎日マックに通っているだけでとまるのだ。ただ，寮に入り仲間と寝泊まりして，決まった時間に起きて交代で朝飯をつくり，朝のミーティングをした後にマックにみんなで行く。朝礼をして掃除をする。あとはミーティング，昼飯，ミーティングだ。そして夜にアルコーホーリクス・アノニマス（Alcoholics Anonymous：以下，AA）に行く。終わったら寮に帰って寝る。こ

れが淡々と続くのだ。しかし，酒はとまるのだ。不思議でしょうがない。酒を飲んでいたときは規則正しい生活なんかしたことはない。しかし，規則正しい生活をしたからといって酒はとまる理屈がわからなかった。

3）仲間の存在

マックでの生活も，時間が経ってくると楽しいことが増えてきた。一緒に過ごしていて楽しい仲間ができたのだ。嫌いな仲間も増えたが。

マックでは夜にAAに行くことになっている。そこでも楽しいことが増えてきた。ミーティング会場に行くと話をする仲間ができた。もとより社交的ではない私が他人と話すためには酒が必要だった。そんな私が酔っていない状態で人と話す。奇跡が起きたようだった。

AAでは「12ステッププログラム」[※1]に取り組むが，それも楽ではない。現状把握から始まって，過去の分析，埋め合わせなど，なかなか大変な作業である。振り返ったところで大した人生ではなかったのだが，どのようにダメになっていったのか分析できたのはよかった。

また，マックに入って半年くらいで2時間くらいのボランティア作業ができたのもよい経験になった。無給ではあったが，しらふで仕事をするいい機会だった。1年半くらい経つと，仕事にも就いた。スーパーマーケットの仕事ではじめての経験だったが，やりがいのある楽しい仕事だった。ここまでとても順調だったみたいに書いているが，決してすべてが順調だったわけではない。それでもうまくいったのは，やはり仲間の存在が大きかったと思う。さまざまな段階にいる仲間を見ることができ，経験を聞ける環境にいたので，同じ段階の仲間がどのように苦しんでいたのかはわかっていた。実際に

は，わかっていても自分でやってみると違うのだが，うまくいった経験も失敗した経験も私より先に経験している仲間を見ることができたのは大きかった。

4) 支援スタッフの道を選ぶ

半年ほどスーパーマーケットで仕事をしていたとき，マックの職員から声をかけられ，マックのスタッフになった。スーパーマーケットの仕事も捨てがたかったが，マックのスタッフの道を選んだ。

最初はミーティングの司会だけをしていればよいと思っていた。しかし実際は違っていた。はじめは司会をして，雑用をする毎日だったが，しばらくすると担当利用者をもつことになった。当時は36歳だったので，まわりの利用者はみんな年上だった。

私も酒で人生をダメにしたが，普通の生き方ができるようになったので，みんなにもそうなってほしかった。しかし，うまくいかないかった。最初の担当者は自殺した。飲んで施設を離れていく仲間も大勢いた。うまくいったケースもたくさんあったが，できればみんな元気になってほしかった。2年が経って川崎マックに異動になった。

アルコール依存症の向き合い方

1) それぞれの人がもつ理由を知る

川崎マックに来て思ったことは，ユニークな仲間がたくさんいたということだ。AAに行きたくない仲間や，ミーティングで話をしてくれない仲間などいろいろな仲間がいた。でも，毎日マックに来るのだ。話をしてみると，気さくな仲間が多いことがわかった。話を聞いていくとマックには行くところがないから来るし，AAに行かない理由もあるし，話をしたくない理由もあった。まったく話が通じないわけでもないのだ。理由がわかれば，解決策も出てくる。

2) スリップは断酒のきっかけ

再飲酒（スリップ）してしまう仲間もいる。私自身，再飲酒に関しては断酒につながる1つのきっかけやチャンスと考えている。やめたいと思う気持ちが大切だと感じている。もちろん，再飲酒はしないに越したことはない。飲酒によって受けるダメージを考えれば断酒がいちばんだ。

利用者がスリップしてしまったときには，まずは話を聞く。マックは飲酒が禁止なので，再飲酒で落ち込んでいるのは大体本人だ。ルールを破って平気な人はあまりいない。それから再度どのように回復をめざしていくか判断をしていく。辞めていく仲間もいるが，大概は話をして終わりにする。余計なことはしない。それよりも，飲んでしまってショックを受けている本人をフォローするほうを優先することがよいと考える。くり返しのなかで回復に向けて進めていくことこそ，施設が安全な場所として利用してもらえるいちばんだと思う。

3) 「マック」が存在する意味

施設にはいろいろな目標をもった利用者が訪れる。年齢も目的もまちまちだ。酒をやめて仕事をしたい，酒をやめて家族ともとの関係に戻りたい，のんびりと酒なしで過ごせればそれでいい，など。

施設としてもっとも大切と考えているのは，安全でまた来たいと思える場所であることだ。もちろんそこには断酒や断薬など，依存症からの回復という目的は存在する。しかし，まず断酒ありきという考えは結果として回復から遠ざかっていくと感じている。

4）新しい生き方をめざすために

ハームリダクションみたいな考え方は，私見になるが，もとからあったと考えている。なぜなら利用者のつらいこと，困っていることを利用者と一緒に考え，利用者を支援していくことに重きをおくことは従来からあったからだ。飲んでしまった人を切り捨てるのではなく，少しでもよい方向へ向かってもらうために支援してきた。そもそも，アルコールをやめ続けるために必要なことは，アルコールを飲まないことも当然そうなのだが，アルコールとは直接関係ないものが大きく関係している。マックはAAの12ステッププログラムを基本にしているが，断酒はきっかけであって目的ではない。新しい生き方をめざすことこそが目的だ。利用者各個人の目的がめざす目標になる。酒をやめる理由も仕事，家族，健康の問題など人によって異なる。

連続飲酒自体は病院で解毒治療をすることで解決する。しかし再飲酒してしまう。問題はなぜ再飲酒してしまうかだ。そこに焦点をあてずに再飲酒につながる問題を放置しては，依存の問題は解決に向かわない。結果としてスリップも回復のプロセスと考えるようになってきた。飲酒によってもたらされるものは不幸だが，断酒によって得られるものは幸せなのだ。

※1　12ステップやAAの基本的な考え方については，「アルコホーリクス・アノニマス（ビッグ・ブック）」の日本語翻訳本[1]で紹介されている。この本には，AAプログラムの基本が実例とともに記され，メンバーの体験談が綴られている。12ステップについて知るには，12の項目だけでなくこの本の全編を読むことをお薦めする。

〈引用・参考文献〉
1）アルコホーリクス・アノニマス・ワールド・サービス，AA日本出版局訳編：Alcoholics Anonymous 無名のアルコール中毒者たち—アルコール中毒からの回復（第3版日本語版 Alcoholics Anonymous）．AA日本ゼネラルサービス・オフィス，1979．

いま押さえておきたい
COPD（慢性閉塞性肺疾患），
循環器疾患，糖尿病の看護

佐々木 亮 ささき りょう
訪問看護ステーション和快（愛知県名古屋市）Section Manager／救急看護認定看護師／精神保健福祉士／社会福祉士

世界中で猛威をふるう新型コロナウイルス感染症の国内での感染者は2,935例（患者2,051例，無症状病原体保有者311例，陽性確定例〈症状有無確認中〉573例，厚生労働省：2020年4月4日12:00）。本稿では，目下，当該感染症に感染後，重症化するリスクの高いとされている疾患のうち，COPD（慢性閉塞性肺疾患），循環器疾患，糖尿病に関する基礎知識と看護の基本について紹介する（編集部）。

呼吸器疾患

1）病態

COPDは呼吸器疾患のなかで気道閉塞性肺疾患に位置づけられ，気道（および肺・肺胞）が閉塞することによって換気（O_2やCO_2の入れ替え）が十分にできない状態です。

原因としては，長年の喫煙などによって気道や肺胞がダメージを受けて慢性的に炎症が起き，分泌物が発生して気道の通り道が狭くなったり，肺胞が傷ついて穴が開いたりすることで換気の障害が起こるというものです（図1）。

2）治療法

一般的な治療法としては，①禁煙，②薬物療法，③ワクチン，④呼吸リハビリテーション，⑤酸素療法，⑥外科的治療など，症状や病期によって変わってきます。

なお薬物療法については，COPDの進行を抑制することはできませんが，呼吸困難の軽減や急性増悪の予防に効果があり，症状により気管支拡張薬，喀痰調整薬，ワクチン，ステロイドを使い分けます。

3）症状（通常みられる症状）

COPDの患者さんは，「換気の障害」がみられるため，息を吸ったり吐いたりすることに努力を要します。そのため，息を吐くのがつらいことから「呼気の延長」，慢性的な気管や肺胞の炎症があることから「咳嗽」や「痰」などの症状がみられます。また，「換気の障害」ですから動くだけですぐに息が上がる症状，「労作時呼吸困難」が特徴的です。加えて，O_2を取り込みにくくCO_2を排出しにくい状況ですので，SpO_2（経皮的動脈血酸素飽和度）も低値を示すことが多いです。

4）悪化や変化の予測とフィジカルアセスメント

COPDの急性増悪の主な原因は感染で，約80％がウイルスや細菌による呼吸器感染といわれています。特に急性増悪を来すと呼吸不全に陥り，最悪の場合は死に至る可能性があります。表1の症状がみられたら急性増悪の可能性を考

> ★ワンポイントアドバイス：いちばん大事なのは「呼吸数」
>
> 臨床ではよく「SpO₂」で呼吸状態を評価することが多いですが，実はこれだけではキケン！
> →「SpO₂」は O₂ が Hb に結合している割合であって，身体に O₂ が足りているかどうかの指標にはなりません。
> 　また，外気温や末梢循環による影響も受けやすいので測定値の誤差も起こり得ます。
> 　いちばん大事なのは「呼吸数」です。
> 　必要な O₂ の量は，呼吸回数でバランスをとっているので，O₂ が足りないときは呼吸数が増加します。反対に呼吸数が少なくなるときは，O₂ の供給過多が原因ではなく，脳神経レベルでの異常がほとんどです。したがって，「呼吸数（生理的反応）」＋「SpO₂（測定値）」を合わせて，適切に評価することが大事！
>
> ＊余談ですが，実は体内の pH（酸塩基平衡）の調整にも呼吸数は関与しています。たとえば，糖尿病性ケトアシドーシスで体内が酸性に傾いているときも過換気になることがあります。ただしパニック発作などでの過換気（過呼吸）は O₂ の量ではなく，心因性のため上記の考え方とは異なります。

表1　この症状がみられたら急性増悪を疑いましょう

悪化の徴候	アセスメント	対応方法
呼吸数の増加（24回以上）	体内の酸素が欠乏している状態。呼吸回数を増加させ O₂ を取り込む量を増やしている	安楽な呼吸の体位に整える（起座位など）。口すぼめ呼吸。酸素投与を考慮して準備
SpO₂ の低下（90％以下）		
チアノーゼ		
補助呼吸筋の使用	通常の呼吸筋では対応できないため補助呼吸筋を使用したり，呼吸の様式が変化	補助呼吸筋が使用しやすいように起座位などに体位を整える。口すぼめ呼吸。酸素投与も考慮
陥没呼吸		
肩呼吸		
咳嗽，喀痰の増加	末梢気道での炎症，分泌物が増加，狭窄を起こしている可能性	体位を整え，排痰の援助。気道の加湿を行う。気管支拡張薬，喀痰調整薬の投与の準備
喘鳴，副雑音聴取（ヒューヒュー，ブクブク）		
浮腫，頸静脈怒張	心負荷がかかり，肺性心（右心不全）を起こしている可能性	抗利尿薬など，右心不全治療に準ずる。臥位は望ましくない

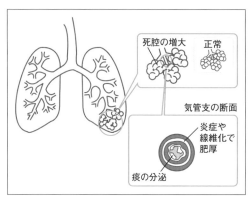

図1　正常な肺とCOPDの肺

え，迅速に対応する必要があるといえます。

5）日常的なケアおよび指導

　感染には非常に注意が必要なため，ワクチン接種にて予防しておくことも大事です。あとは，口すぼめ呼吸をすると呼吸がしやすくなるので，日々の生活でできる方法として適宜指導していきましょう。

いま押さえておきたい COPD（慢性閉塞性肺疾患），循環器疾患，糖尿病の看護

★ワンポイントアドバイス：呼吸抑制（呼吸停止）＜生命の維持（低酸素の改善）
一般的にⅡ型呼吸不全であるCOPD患者に対して，酸素投与の量の増加は慎重にならないといけないといわれています。高濃度酸素投与によりCO$_2$ナルコーシスになってしまい，呼吸抑制および意識障害を招くからです。ただしそれは平時の場合であって，急性増悪時は例外です！
なぜなら呼吸抑制（呼吸停止）＜生命の維持（低酸素の改善）のほうが大事だからです。
患者さんの状態が悪化し呼吸不全に至ってしまった場合は，低酸素状態の改善と呼吸抑制に対応できるよう，バックバルブマスク（BVM。人工呼吸として心肺蘇生時に用いられる道具）を用いた補助換気や気管挿管ができるように準備をしましょう。

 循環器疾患

1）総論

　循環器疾患には，狭心症や心筋梗塞などの虚血性心疾患をはじめ，不整脈，弁膜症，血管疾患，血圧異常など多岐にわたります。特に心臓疾患の成れの果てである心不全では，全国で120万人が罹患しているといわれ，がん患者が約180万人であることを比較すると，いかに多いかがわかります。そのような有病率の高い病態であるにもかかわらず，感染や過労，ストレスなどによって急激に悪化するリスクをもち，最悪の場合は死に至る可能性もあります。そのため，今回は特に感染などで重症化しやすい心不全について焦点をあて，簡単に説明していきます。

2）心不全の病態

　心不全とは，健康体の人に突然急に起こる病態ではなく，心筋梗塞などで心臓になんらかの機能低下を来した結果，心臓のポンプ機能（血液を送り出す機能）が十分に果たせなくなってしまった病態です。そのため，血液を十分に送り出すことができないことから，血液が全身に回りにくくなり（ポンプ機能低下），体中の血液が滞る（うっ滞）状態になります。症状としては，ポンプ機能の低下によって循環が不十分

になることで起こる症状（疲れやすい，不眠，冷感など）と，血液がうっ滞することのよる症状（息切れ，呼吸困難，下肢のむくみなど）に大別されます。

3）押さえておきたい症状

　循環器疾患に共通している症状でもありますが，ポンプ機能の低下，すなわち循環障害にて起こる症状として「チアノーゼ」「網状皮斑」（図2）などがあり，これらは循環が悪いことによる酸素不足でみられる症状です。また，血液うっ滞でみられる症状として，肺の循環であれば肺水腫による「水泡音」の聴取，体の循環であれば「浮腫」や「頸静脈怒張」（図3）などがみられます。

4）見逃してはいけない急変・悪化の予兆

　循環の状態が悪化した際や，その前兆として現れる症状がずばり「ショック症状」です。ショックとは，一般的に収縮期血圧90mmHg以下の低下を指標とすることが多いですが，意味合いとしては重要な臓器に血流（O$_2$）が不足することによる危険な状態です。ショック症状を見つけたら緊急事態と判断して，迅速な対応が必要となります。

　ショック症状の主な5徴候（表2）として，①蒼白，②冷感（冷汗），③虚脱（意識障害），④

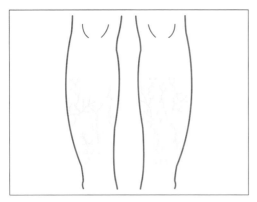

図2　網状皮斑
皮膚に赤色や紫色の網目模様がみられる。

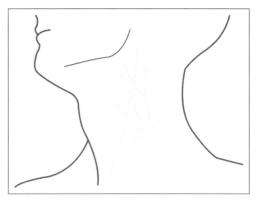

図3　頸静脈怒張
通常は臥位でも怒張はみられるため，頭を45°程度まで上げた時にみられると頸静脈怒張と考えられる。また，胸腔内圧が高まることでも怒張するため，カラオケや大きな声を出している時も正常の反応としてみられる所見である。循環障害によって酸素含有量の少ない血液がうっ滞することで起こる。

★ワンポイントアドバイス：やってはいけない心不全患者急変時の対応
普段，患者さんが急変した際は，まず仰臥位にして意識や呼吸，循環の有無を確認すると思いますが，心不全急性増悪時に仰臥位にするのは要注意です！
急性増悪時に仰臥位にすることで，心臓の負担がより増加する病態なので，起座位の姿勢で処置やケアを行う必要があります（実際に仰臥位にした途端に心肺停止に至ったケースは何例もあります）。

表2　ショック症状の5徴候と内容

蒼白	顔色が悪い，皮膚が青白い
冷感（冷汗）	皮膚が冷たい，じっとり
虚脱（意識障害）	意識がおかしい，不穏
脈拍微弱	脈が触れにくい，弱い
呼吸不全	呼吸が異常に早い・遅い

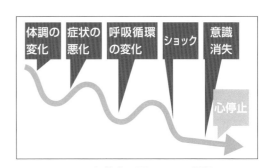

図4　心停止に至るまでの過程

脈拍微弱，⑤呼吸不全があり，そのほかには尿量低下，口渇，不穏などの症状がみられることがあります。

　症状が悪化し，心停止に至るまでの過程（図4）ではさまざまな体調や症状の変化があります。「ショック」は心停止寸前の状態であること

から，ショック症状がみられた段階で食いとめなければなりません。この異常の早期発見は看護師にとって最大の見せ場であるといえます。

いま押さえておきたいCOPD（慢性閉塞性肺疾患），循環器疾患，糖尿病の看護

> **★ワンポイントアドバイス：血圧が下がっていないから安心？**
> 答えはNO！　血圧低下は超緊急事態！
> ショックの症状はバッチリ覚えられたと思いますが，「血圧が下がっていないからまだ大丈夫」ということはまったくありません！　人間には常にバランスが保てられるように，身体が危険な状態（バランスが崩れそう）になると代償機転（がんばって維持する反応）というものが働きます。
> すなわち，
> 代償機転が働いている（がんばって維持している）うちのショックを「代償性ショック」＝血圧は維持
> 代償機転で保てなくなった（がんばっても維持できない）ショックを「非代償性ショック」＝血圧低下
> といえます。どちらもショック症状はみられますが，どちらが非常に危険かは一目瞭然ですね。血圧は循環を評価するうえで非常に有用ですが，その変化が急激に見られたときは，「時すでに遅し」であります。血圧の下がる前の代償性ショックの段階でいかに早く見つけるかがカギです！

5）悪化時の対応

　ショック症状はすなわち「循環不全」による組織・細胞への「酸素不足」により起こります。したがって，薬剤投与ができるようにルート確保，モニター装着なども必要ですが，真っ先にできることは「酸素投与」です。高濃度の酸素投与を準備して「酸素不足」を改善できるように対応していきましょう。

 糖尿病

1）病態

　糖尿病とは，血液中の糖の値の調整ができず，慢性的に高い値が持続する疾患です。「血液中の糖が高いことで何がいけないのか？」というと，高血糖は全身の太い血管や細い血管に障害を起こし，血液中の免疫能を低下させ，細菌やウイルスの温床となってしまいます。これらのことにより，糖尿病の方が感染症にかかると非常に重症化しやすいといわれているので，注意が必要な病態であるといえます。

2）合併症

　糖尿病の合併症には，「動脈硬化」に加え，3大合併症ともいわれる「神経障害」「網膜症」「腎障害」，そして「易感染性」があります。特に注意が必要なのが，「高血糖による昏睡」と「低血糖」です。これらは悪化すると意識障害を呈するとともに，最悪の場合は死に至る可能性もあります。

3）高血糖

　一般的に高血糖でみられる症状として，口渇，多飲，多尿，体重減少などがあります。ただ注意が必要なのは，感染やストレスなどをきっかけに血糖値が上昇し，昏睡などの重篤な症状を起こす可能性があるということです（糖尿病性昏睡）。

4）低血糖

　低血糖は，経口血糖降下薬やインスリン製剤の不適切な使用，あるいは食事摂取量の低下や過剰な運動などで起こる症状です。特に脳や神経系は糖（ブドウ糖）に依存しているため，低血糖になってしまうと神経症状が出現してきます。

　症状としては，身体を守ろうとするために交感神経症状が出現し，それをさらに超えると中枢神経症状が出現してきます（図5）。

★ワンポイントアドバイス：低血糖時には何を摂取する？

低血糖が疑われる際に，一体何を摂取してもらえばいいのでしょうか？　チョコ？　アメ？　砂糖？
答えは，簡単に吸収される糖質（単糖類または二糖類）です。
吸収される早さの目安は，単糖類（数分），二糖類（10分〜1時間），多糖類（3〜4時間）程度ですので，発作や状況により使い分ける必要があります。

• すぐに血糖値を上げたいとき
　　単糖類（ブドウ糖や果糖）：甘い炭酸飲料，ブドウ糖アメなど
　　二糖類（ショ糖や乳糖，麦芽糖）：砂糖，甘いアメやチョコなど
• 夜間の低血糖予防や運動前の予防
　　多糖類（でんぷん，グリコーゲン）：ビスケット，パン，ご飯，麺類など
　　したがって普段から甘い炭酸飲料をよく飲む方は，血糖値がぐんぐん上がるので注意が必要です。
　　注意として，口から摂取できないほど意識が悪い方は窒息の危険があるため，経口摂取は禁忌です。
　　その場合はすぐにルート確保をして，速やかにブドウ糖を注射する必要があります。

★ワンポイントアドバイス：糖尿病患者が体調を崩したときは要注意

感染やストレスなどで体調を崩した際には，下痢や嘔吐で気分が悪く，食事が摂れなかったりすることがありますよね。そういった体調不良時や食事が十分摂れないときを「シックデイ」といいます。
そこで注意したいのが，食事が摂れなくてもインスリン注射を中止したりしないことです。
実は人間は，身体のバランスを保つために「代償機転（がんばって維持する）」という反応が働きます。これによって人間は常にバランスを保ちながら生きていけるのです。
糖尿病の方でいうと，嘔吐や下痢で脱水になることや，食事が摂れていないことなどで各種ホルモン分泌が活発化されるため，実は食事を食べていなくても，血糖が下がるどころか著しい高血糖になります！
ここでインスリン注射を中止してしまうと追い打ちのように血糖が上昇してしまい，最悪の事態として糖尿病性昏睡などの重篤な症状を来してしまいます。
ただし注意が必要なのが，食事が摂れないまま普段どおりのインスリン注射や血糖降下薬の内服で低血糖が起こる可能性もあるということです。したがって，注射をしない⇒高血糖，食事をしない⇒低血糖，注射と食事をしない⇒もっと×，なので体調不良時でも食事と注射は中止しないことが大切です。
体調不良時（シックデイ）には急激に血糖値が乱高下する可能性があるので，事前にシックデイ対策を考えておく必要があります。

血糖値（mg／dl）		
60	冷汗，動悸，手指振戦，不安感，顔面蒼白，頻脈	交感神経症状
50	頭痛，脱力感，空腹感，生あくび，目のかすみ	中枢神経症状
40	傾眠	
30	けいれん，昏睡	

図5　低血糖症状

5）易感染

　糖尿病患者は，血液中の免疫機能が低下するため「易感染」状態となります。そのため通常の細菌やウイルス感染に加え，結核や真菌に

いま押さえておきたいCOPD（慢性閉塞性肺疾患），循環器疾患，糖尿病の看護

も感染しやすく，重症化しやすいうえに難治的な状態（治りにくい）になる可能性があります。治療には良好な血糖コントロールと適切な感染症治療が必要となります。

6）シックデイと対策

　糖尿病の患者さんが何か不意の病気にかかると，普段はしっかり血糖コントロールできていても血糖値が乱れやすくなり，急性合併症が起こりやすくなります。そのため，そのような状態を「sick day〈シックデイ〉（病気の日）」と呼んで，糖尿病の療養生活上，特別な注意が必要な日と位置づけています。

　事前にできる対策としては，①症状が強いときは早めに受診するように決めておくこと，②脱水の予防に努め，こまめに水分を摂取すること，③食欲がなくてもできる限り消化のよいものを摂取すること，④血糖値を3〜4時間おきにこまめに測定すること，などがあげられます。シックデイにより重篤な症状を招いてしまう可能性があるため，事前にできる対策を日ごろから話し合い，患者さんに十分理解してもらう必要があります。

 最後に

　今回，感染症のハイリスク要因となる疾患についてお話させていただきました。新型コロナウイルス感染症の猛威はいまだ収束に至ってはいませんが，今回お伝えした内容が少しでも皆様の看護のお役に立てられればと思います。ご自身のお体もご自愛しつつ，日々の看護に励んでいただけたらと思います。長文乱文ではございましたが，ご拝読ありがとうございました。

〈引用・参考文献〉
1）佐藤憲明：疾患状況看護場面別 フィジカルアセスメントディシジョン．学研メディカル秀潤社，2015.
2）日本救急看護学会：標準救急医学第5版．医学書院，2014.
3）山内豊明：フィジカルアセスメントガイドブック 目と手と耳でここまでわかる第2版．医学書院，2011.
4）池松裕子：クリティカルケア看護Ⅱアセスメントと看護ケア．メヂカルフレンド社，2011.
5）医療情報科学研究所：病気がみえるVol.4呼吸器 第3版．メディックメディア，2018.
6）医療情報科学研究所：病気がみえるVol.2循環器 第4版．メディックメディア，2017.
7）医療情報科学研究所：病気がみえるVol.3糖尿病・代謝・内分泌 第5版．メディックメディア，2019.
8）日本心臓財団ホームページ：https://www.jhf.or.jp/check/heart_failure/01/（2020年4月4日最終閲覧）
9）厚生労働省平成29年患者調査の概：https://www.mhlw.go.jp/toukei/saikin/hw/kanja/17/dl/05.pdf（2020年4月4日最終閲覧）
10）糖尿病ネットワーク．https://dm-net.co.jp/seminar/12_/#chap1sec1-2（2020年4月4日最終閲覧）

CVPPP

（包括的暴力防止プログラム）
～ダイジェストマニュアル～

第1回

これまでのCVPPPから新しいCVPPPへ
CVPPPがめざすもの

下里誠二　しもさと せいじ
信州大学医学部（長野県松本市）教授

　包括的暴力防止プログラム（Comprehensive Violence Prevention and Protection Program：CVPPP）は，2018（平成30）年より一般社団法人日本こころの安全とケア学会の管理する研修として再スタートしました。2019（令和元）年10月には「最新　CVPPPトレーニングマニュアル（中央法規出版）」を上梓することができました。この連載を通じてCVPPPがめざす心地よいケアの世界に触れていただきたいと思います。

暴力の理解　その多面性

　はじめてCVPPPについて記述したときから，私はこの15年間，常にその中心軸となる考え方について逡巡してきました。

　もともと医療観察法にかかわる専門家養成のために派遣された英国での体験をもとにつくられたCVPPPでしたが，当時の英国での体験や文献検討が示す暴力対応は“Zero Tolerance”（不寛容，つまり暴力を絶対に許さないというような意味）として語られたものでした。この文脈ではエビデンスのあるリスクアセスメントをもとにした危険性への介入が重要であるというもので，いわゆる「医療安全」としての側面が強調されたものです。ところが当時英国のNICE（The National Institute for Health and Care Excellence）のガイドラインではPerson-centeredなアプローチの重要性も記述されてい

ました。これは私にとって，当惑でした。しかし，CVPPPの理論を開発し伝えようとすればするほど，「本来の文脈はケアとしての側面で語られるべきものである」と実感するようになりました。とはいえ，とにかくはやることを優先していくなかで，CVPPPはZero Toleranceとしての暴力対応も，ケアとしての暴力対応も，どちらにも有益なものだと判断を留保していたのです。

　医療安全としての暴力対象は乱暴行為としての暴力です。ところが精神科看護ではもう1つの暴力，つまり権力をもつ側の支配や強制という名の暴力を考えることのほうが重要です。酒井隆史さんの『暴力の哲学』（河出書房新社，2004）では前者をヴァイオレンス（Violence），後者をゲヴァルト（Gewalt）と呼んでいます。後者については，横田泉さんの『精神医療のゆらぎとひらめき』（日本評論社，2019）のなかで

記述されているケアする側が起こす「正しさの暴力」にまつわるものということができます。「これまでのCVPPPの研修はケアとしてのあり方である」としながらも，実際には前者の暴力への対応という側面が強調されていました。力ではないといいながら，より強い力に対抗する方法を考え，リアルさを追求していたのです。結果としてインターネット上でのCVPPPの評価は，要約すると「格闘術の一種であるが，格闘術としては使えないもの」「合法的に連れていくためのもの」「ブレイクアウェイは逃げ出すもの，チームテクニクスは押さえつけるもの」というものでした。これは私の記述方法の間違いもあったのだと，深く反省するものでした。

人間的な出会いと心地よさ

1984（昭和59）年，学生だったときに『日本収容所列島』（亜紀書房，1984）という本を読みました。そのなかで，山本浩子さんという看護師さんが精神科看護について書かれていました。私たちが当事者に不安や恐怖を感じて支配しようとするのではなく，人間的な出会いが必要なのだ，と書かれていました（私はそう解釈しました）。私たちは身体介入がなくても暴力が防げるなどという非現実的なことをいうのではなく，身体介入を必要とする場面であってもPerson-centeredを重視して，暴力という状況のなかにも「人間的な出会い」を大事にしたいと考えているのです。

リカバリーと希望，そして基本的な人としての態度と誠実さ

私たちのケアは当事者を諦めさせるものにならないよう，当事者の希望をつなぐものでなければなりません。これは暴力への介入時も同じことです。これまでは，「私たちが当事者をなんとか部屋に連れていくため」の研修であったように思います。しかし，必要なのは私たちが常に当事者の味方であることなのです。日本こころの安全とケア学会の第1回学術集会では地域精神保健福祉機構（コンボ）共同代表の宇田川健さんや，精神科医療の身体拘束を考える会代表の杏林大学の長谷川利夫さんにお越しいただきました。それはこれからのCVPPPが，当事者が希望をもち，リカバリーの過程が妨げられることのないようにかかわることをめざすという意思を確認する機会となりました。

「思想は厳しく実践はおおらかに」。これは，第2回学術集会で講演をしていただいた精神科医の高木俊介さんにサインをお願いしたときに書いてくださった言葉です。思想を厳しくもつことは私たちには特に重要です。高木さんの盟友横田泉さんは，私たちがもつべきものは「医療者としての態度」ではなく，基本的な人間的態度であるとしています。私たちはCVPPPを通じて人としてどうあるべきかを常に考えることになるのです。今回の改定では，これまでの手法や手技はそう大きく変化していません。しかし，めざすべきものは大きく変化しました。その点も含め，次号より紹介していきたいと思います。

当院における
フットケア導入に向けての取り組み
専門職の協働とチーム連携

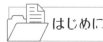 はじめに

当院は，沖縄本島における精神科救急の中核的役割や民間病院では対応困難な患者の治療，離島における精神科医療の支援など公的精神病院としての役割を果たしている。2017（平成29）年度末時点の病床数は250床で，そのなかには結核予防法にもとづく結核指定病院としての病床4床，および応急入院指定病院としての病床1床を含んでいる。

標榜診療科目は，「精神科，心療内科，リハビリテーション科，内科，歯科」の5科目で，

● 〈執筆者〉

渡慶次 保	とけし たもつ[1]
平安名盛彦	へんな もりひこ[2]
与儀栄子	よぎ えいこ[3]
粟国輝行	あぐに てるゆき[4]
島袋貴史	しまぶくろ たかし[4]
渡邊美香	わたなべ みか[4]
與那覇真理	よなは まり[4]
内山美香	うちやま みか[5]

1) 沖縄県立精和病院（沖縄県島尻郡）精神科認定看護師
2) 同 皮膚・排泄ケア認定看護師
3) 同 感染症小委員会
4) 同 フットケアチーム
5) 同 看護クラーク

2018（平成30）年3月末現在の非常勤職員や委託職員などを含めた職員数は252人である（精神看護専門看護師1名，感染症看護専門看護師2名，皮膚・排泄ケア認定看護師1名，精神科認定看護師3名，CVPPPインストラクター1名）。

2017年4月，長年の夢であったフットケア導入を，皮膚・排泄ケア認定看護師（以下，WOCN）が病棟へ配属されたことをきっかけに実現できた。フットケア導入に向けては，WOCNを中心にフットケアチームが結成され，同じ志をもつスタッフが賛同してくれた。フットケアを導入するには，病棟スタッフ全員の協力が不可欠であるが，フットケア導入にはスタッフ間の温度差があった。それがスタッフ間の陰性感情を招き，軋轢を生むなど，フットケア導入の障壁であった。そのようななか，WOCNから精神科認定看護師にフットケア導入に向けてのスタッフ間の陰性感情や軋轢に対するフォローが依頼された。

今回，フットケア導入にあたってのフットケアメンバーの強い思いに，はじめてWOCNと精神科認定看護師などの専門職が協働し，フットケアを導入することに成功した。成功には，お互いの専門性を発揮したことと，お互いの領域を明確にしたことなど，専門職同士の心地よ

い距離があったからであると考える。また，フットケアメンバーが患者や反対するスタッフに強制することなく，根気強くケアをする姿を実践したことは大きかった。

フットケア導入に関してはアンケートを実施し，その結果からフットケアに反対するスタッフは，「忙しい」「マンパワーが足りない」「フットケアのやり方がわからない」「患者の精神症状を見逃してしまう」という，反対しているのではなく慎重なだけであることがわかり，フットケアメンバーの陰性感情も解消された。そこから一気に病棟の団結力が生まれ，フットケア導入が軌道に乗り，現在まで続いている。本稿では，その軌跡を紹介する。

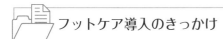

フットケア導入のきっかけ

2007（平成19）年，日本臨床皮膚科医会が「水虫以外の症状で」皮膚科を訪れた全国の男女約3万5000人を調査したところ，なんと4人に1人が本人たちの気づかないうちに水虫を発症していることがわかったという[1]。当病棟（亜急性期〜慢性期の男子閉鎖病棟）もWOCNの感覚として，白癬や角化症，鶏眼などの足病変を抱えている患者が多かった。原因として，セルフケアの低下や履物の衛生管理などが考えられる。患者の多くは自覚症状がなく，問題はないととらえていた。看護師としてフットケアを導入したいと思っていたが，ケアの優先順位やフットケアの技術と知識不足から導入ができなかった。しかし，病棟にWOCNが配置されたことからフットケア導入の問題が解消され，導入

のきっかけになった。

1）WOCNの観点から（平安名）

当病棟の患者には，角化症・鶏眼・胼胝・爪肥厚・臭気・皮膚乾燥などの足病変を抱えている患者が多いと考えていた。そこでフットケア導入が必要であり，ケアの提供が重要な看護であると感じていた。

それには沖縄県看護協会が主催するフットケア研修をスタッフが受講し，自らのスキルアップをはかることから計画を開始した。

2）精神科認定看護師の観点から（渡慶次）

精神科病棟の患者には足病変が多いと感じていた。しかし，フットケアに対する知識も技術もなく，ただ皮膚科医師が処方する軟膏を塗布することしかできていなかった。以前にもフットケア導入の話はあったが，意見の賛否から軋轢が生まれ，フットケア導入ができなかった。また，足病変のほとんどは痛みを伴わないため患者もケアを求めておらず，正直，フットケアよりも優先的なこと（退院支援や行動制限最小化など）で手がいっぱいであった。とはいえ，これでいいのかというジレンマを抱えながら勤務していた。しかし，WOCNが他院から転勤し病棟へ配属されたことがチャンスとなり，後輩看護師たちの「患者の足をどうにかしてあげたい」という思いが後押しとなった。しかし，組織が変化をする際は，変化に戸惑いや不安を感じるなど，賛否両論で関係性が悪化するのをこれまでに何度も経験してきた。その変化に対する打開策も，知識もなかったあのころとは違

い，自信はないが精神科認定看護師教育課程で学んできた知識や技術が現在はある。たとえ管理者やWOCNからトップダウン的にフットケアが導入されたとしても，スタッフが納得していなければ将来的にフットケアを継続することは不可能になる。WOCNの専門的な知識や技術と，WOCNや病棟スタッフ間の軋轢に対する精神的なフォローで，お互いの専門領域を犯さない専門職同士の協働性とチーム連携が心地よく思えた。

フットケア導入についての悩み

1) WOCNの観点から（平安名）

WOCNとして足病変の知識はあるが，フットケア導入には患者とスタッフ間の温度差を改善する必要性があると考えた。どのように改善したらよいかジレンマがある状態で勤務していた。ここでいう温度差とは，以下のような内容をさす。

①患者は足病変に対し（痛みや痒みなどない限り）必要性を感じていなかった。

②看護師も患者が必要性を感じていないため，（痛みや痒みなどない限り）強制的にフットケアができない。

③（アンケート結果がわかるまで）原因がわからないスタッフの抵抗。

2) 精神科認定看護師の観点から（渡慶次）

WOCNから「フットケアチームを立ち上げたいが，足病変の専門的な知識があっても，フットケア導入にはまず患者とスタッフの温度差を改善する必要性がある」という相談があった。患者の足病変があるので治療するという考えは，医療者として理解できる。しかし，精神科は身体科と違い独特の風土がある。その風土を理解せず無理にフットケア導入はできない。せっかく一遇のチャンスが訪れたが，どのようにしてWOCNと関係性を築き，協働できるだろうか。専門職同士が専門性を発揮することで，フットケア導入が現実のものになることを精神科認定看護師教育課程のなかで学んできた。そのスキルを使い，フットケア導入に協力していこうと考えた。

WOCNと精神科認定看護師による専門職会議による確認事項は下記のとおりである。

①お互いの得意とする分野を確認。

②お互いのやるべきことを進める。

- WOCNはフットケアに関する専門知識，技術について患者，スタッフにアプローチする。
- フットケアチームの構成メンバーの選定はWOCNが行う。
- 精神科認定看護師は，患者，スタッフの精神的なフォローや，特にスタッフ間の軋轢を対象にアプローチする。

③お互いの領域を犯すような行為はしない。ただし，いつでも相手の意見に耳を傾けることや相手を尊敬することを忘れない。

- 専門職協働は，専門職同士のプライドや意地が交錯するため，お互いに冷静さを欠くことが予想される。そのため，管理者（師長・副師長）にその旨を伝え，衝突しようとすると

きには仲裁に入る。

④フットケアの決定権はフットケアチームで話し合い，WOCNが最終決定権をもつこととする。

 ## フットケアチームの立ち上げ

病棟内にフットケアチームを立ち上げるため，同じ志をもつスタッフを募集した。精神科経験3年以下の4名，WOCN1名，感染症小委員会担当看護師1名，看護クラーク1名の参加があった。フットケアチームには，精神科認定看護師はアドバイザーとしての立ち位置でチームに参加することを説明し紹介した。

精神科認定看護師教育課程で学んだ文献を中心にフットケア導入のサポートを進めていった。その際，グループダイナミクスとインタープロフェッショナル：専門職間の連携と協働・PDCAサイクルなどを意識し，レヴィンの変革理論（①第1段階—解凍，②第2段階—変化，③第3段階—再凍結）[2] を軸としてかかわった。

 ## 変化への抵抗を予測するために

変革の過程においては，少なからず抵抗が生じ，新しいことへの適応や進歩を阻む。反対意見などのようにすぐに表明される明白な抵抗は，変革推進者の対応が容易であるが，はじめは反対意見も言わず抵抗が隠れていて，後から新たな事柄への反対の意見や態度が出てくる場合は対応が困難である。そのため，下記の2つの点に留意して変革を進めていった。

1）個人レベルの抵抗

その個人のものの感じ方，人格，ニーズなど，基本的な人間的特性が理由になっていることが多い。

①習慣（慣れた行動パターンを変えるのは面倒）

②安全（自分の地位が脅かされるのではないか）

③経済的要因（収入が下がるのではないか）

④未知に対する不安（不明確なものに対する嫌悪）

⑤選択的情報処理（聞きたくないことは耳に入りにくい）

などに要約される。

2）組織的抵抗

組織は本来保守的で，変革には積極的に抵抗するものである。組織抵抗の発生源は，主には次のようなものである。

①構造的慣性（メンバーの役割やルールが決まっている）

②変革の限られた焦点（一部だけを変えようとしてもうまくいかない）

③グループの慣性（固定的な行動を強いる規範など）

④専門性への脅威（スキルをもった人たちの地位が脅かされる）

⑤既存の権力関係に対する脅威

⑥既存の資源配分への脅威

などに要約される。

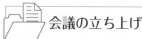

会議の立ち上げ

1）フットケアチーム：第1回会議

（1）フットケアチームの目標を設定する

大目標：①WOCNが病棟からいなくなってもフットケアを継続する。②患者が自立して軟膏を塗る。

小目標：①病棟にフットケアを導入する。②病棟業務としてフットケアの係を配置する。③スタッフ全員がフットケアに参加する。

（2）フットケアの方向性

①患者に強制はしないこと。

②患者が慣れるまでは，足浴も軟膏塗りもスタッフが行うこと。

③スタッフから患者へトップダウン的にフットケアを導入しないこと。

④フットケアチームと自主的に手伝いをしてくれるスタッフでフットケアを開始する。

※フットケアを導入することで，患者―看護師の反応を確かめる。

（3）感染症小委員会リンクナースの観点から（与儀）

• フットケアの場所の問題

感染性（白癬など）のある手足などをイスやテーブルにのせることはできない。また，軟膏塗布後のイスやテーブルに軟膏が残ることも考えられる。

• 防護服（手袋，マスク，防護めがね，エプロンなど）

爪や皮膚を削ったときに飛散する細かい皮膚に対する防護対策。

（4）WOCNの観点から（平安名）

• フットケアに必要な物品の準備（爪やかかとを削るやすり，皮膚科専用の爪きりなど）を管理者に相談

爪切りは基本的には個人のものを使用するが，爪の肥厚により困難なケースもあるため，専用の爪切りも必要である。

• 感染症小委員会リンクナースからの問題提起の対応

感染症小委員会リンクナースと相談しながら問題を解決していった。

（5）精神科認定看護師の観点から（渡慶次）

• フットケアについて，スタッフの賛否両論の意見を情報収集する。個人，集団から。夜勤帯の静かで落ち着いた状況を利用し，スタッフの警戒心をとり，リラックスした状態で自由な意見が聞けた。

• フットケアについて無記名アンケートを実施することとした（看護師長を除く，全病棟スタッフ）

2）フットケアチーム第2回会議

（1）フットケアチーム員から

スタッフの意見やアンケートの結果から次の問題点が抽出された。

①フットケア導入後の問題点について

a）フットケアを行う時間（集中してフットケアを行う時間の確保が困難）

• 集中してフットケアを行うのではなく，日勤帯（8時間）にゆったり行う

•（業務が忙しい時間帯と，ゆるやかな時間帯がある）病棟の流れからフットケアを行う時

間を見極める

b）フットケアの知識と技術の問題

・WOCNがケア指導を行う

　フットケアを実践してみせたり，早朝にフットケアについての勉強会を行ったりした。また，器具を使用するときには，安全な器具の取り扱いなどをマンツーマンで指導し，技術的な安全が確保されているスタッフに器具の使用許可を与えた。

・沖縄県看護協会主催のフットケア研修に病棟スタッフが参加する

（2）そのほかの意見

　そのほか，フットケア導入後，慎重派スタッフから寄せられた意見とその回答について下記にまとめた。

①フットケアにかかる時間が負担であることについて

　【回答】ケア内容を明記し簡素化し，患者1人あたりに要する時間の短縮をはかる。看護師が2人の場合，足浴係と軟膏塗布係を分担して負担軽軽減する。

②処置の方法や引き継ぎについて

　【回答】軟膏処置に関しては，塗布する部位と軟膏の種類を明記する。引き継ぎに関しては，足病変が悪化している場合などには，申し送りが必要になるだろう。

③男性看護師と女性看護師の役割分担について

　【回答】男性，女性看護師の役割は分担が必要。たとえば男性が入浴や足浴を担当して，軟膏処置は女性看護師が行うと，スムーズに業務にあたれるだろう。また，対応困難な患者は，看護師2名で対応することも必要。

④患者の人数が増えた場合の負担について

　【回答】処置の継続によって症状が改善すること，また患者による自己管理を支援することで看護師の負担の軽減がはかられる可能性がある。また，足病変の重症度から優先順位を決めることで特定の患者に絞ることも可能。

⑤全体的な業務におけるフットケアの優先度について

　【回答】何を優先するのかはスタッフ間で相談しながら考えてほしい。（他の業務の緊急性が高く）フットケアの優先度が低い場合は，優先度合いを調整してもよい。

⑥患者に拒否が見られたり，精神症状が不安定な場合について

　【回答】患者の状況によってはフットケアを行わないという判断も重要である（表1，C氏へのフットケアを参照）。

⑦土，日，祝祭日の処置について（入浴日だけでは不十分か）

　【回答】角化症や白癬・爪白癬などの足病変は治療の継続が重要であり，毎日の軟膏処置が望ましい。可能であれば毎日，処置をする。

3）フットケアチーム第3回会議

（1）フットケア導入患者のリストと看護計画書の作成（表1，図1）

①自主的にスタッフから看護計画の作成意見が出る

②簡単な看護計画書（該当する項目に○をつける）

③絵を使用し可視化できる看護計画書

④写真（フットケア導入前と後）を導入

表1　フットケアチェック表

		1 水	2 木	3 金	29 水	30 木	31 金	○の合計	セルフの合計	拒否の合計
1	A	○	○	○		○	○	27	0	0
2	B	○	○	○	○	終了		27	0	0
3	C	○	○	○		○	○	21	0	9
4	D			○		○	○	10	0	0
5	E	○	○	セルフ	○		保護	28	1	0
6	F	○	○	○	○	○	○	28	0	0
7	G	○	○	○	○	○	○	31	0	0
8	H	○	○	セルフ	○	○		27	1	1
9	I	○	○	○	○	○	○	26	0	1
10	J	○	○	○	○	○		30	0	0
11	K							11	1	0

• B氏は，フットケア導入後，症状が改善し皮膚科医師によるケア終了の指示があった。
• C氏は，フットケアを拒否することが多かった。その理由は，精神症状によるものである。強制することなく，根気強く声かけを行っていった。

a) 患者へのわかりやすい説明とやる気を引き出す
b) スタッフのやりがいにつながる
c) 可視化できる

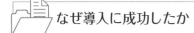

なぜ導入に成功したか

1) 患者にフットケアを導入したいという後輩たちの情熱

　後輩たちは，患者の足病変について患者たちが必要性を感じておらず，拒否していることについてよしとすることを倫理的に悩んでいた。しかし，先輩看護師が患者安全に関すること（患者間暴力，患者による看護師への暴力，自傷行為，転倒：薬物の影響，高齢化）を優先していることについて理解しており，悩んでいる状態が続いていた。もちろん，その当時はわからなかったが（アンケート結果で後にわかる），先輩看護師も倫理的に悩んでおり，どうすることもできないと現在まで引きずっていたことを知った。後輩看護師たちの言葉にする勇気や，「まずは行動してみよう」というチャレンジ精神は，認定看護師も含め先輩看護師の胸に響いてきた。

2) WOCNが病棟に配属された

　当院は県立病院であるため，転勤がある。それは専門職も同様である。これは，マンネリ化

セルフケアが困難なため足趾の清潔が保てず，皮膚病変がある
足趾の皮膚病変がなく清潔に保てる

✓点チェックする

O)
☑角化症　病変の状態（角質の肥厚，かさついた鱗屑，角質の亀裂，亀裂部位からの出血）
☑足白癬病変の部位（足趾全面，趾間部，爪，足底部，足趾の付け根，足縁）
☑胼胝（たこ）
☑鶏眼（うおのめ）
・履物（通気性，臭気）
T)
・毎日下腿を石鹸で洗浄し清潔に保つ。
・自身で洗浄が困難な患者は入浴や足浴の介助を行い清潔に保つ。
・趾間まできれいに洗い，悪化していないか確認する。
・草履も一緒に洗い水分を拭き取り清潔に保つ。履いている履物は適切か，
　清潔な状態か観察し評価する。
・処方された外用薬があれば洗浄後すぐに塗布する。

軟膏名を記載

外用薬（　　　　　　　　　　　　　　　　　　　　　　　　　　　　　　　　　　　　　）
・可視化できるように介入前後の写真を定期的に撮影し評価する。
・白癬のある患者は感染予防のためにも靴下の着用を促す。
・爪の肥厚や足底の分厚く肥厚した角化，胼胝・鶏眼の処置に対しては，ニッパーやゾンデで削る処置が必要
　なことがある。リンクナースへ相談して適切な処置を検討する。
・やすりやニッパーなどの危険物は紛失することがないよう注意して管理する。

該当するところに
○をつける。

E)
①足を石鹸できれいに洗うように指導する。
a)介助を要する。　b)声かけ・見守りで行うことができる。　c)自立して行える。
（　　　　　　　　　　　　　　　　　　　　　　　　　　　　　　　　　　）
②処方された軟膏を入浴後や足趾を洗浄したあとに塗布するよう指導する。
a)介助を要する。　b)声かけ・見守りで行うことができる。　c)自立して行える。
（　　　　　　　　　　　　　　　　　　　　　　　　　　　　　　　　　　）
③自己判断で治療を中断しないように説明する。完治しても再発例が多いので，感染予防方法について指導し
ていく。
④靴下は毎日，汚れたらその都度交換するよう指導する。

図1　フットケア看護計画表

した組織に新しい風を吹き込むチャンスである。そのチャンスを異動先で活かし，組織の新陳代謝を促し再生させる役目を専門職は担っている。

3) 精神科認定看護師の存在

　精神科認定看護師教育課程で，いちばん頭に残っていることは，グループダイナミクスとインタープロフェッショナルワーク，PDCAサイクルなどであった。「どのようなすばらしいスキルをもっていてもまわりとの調和を築けなけ

実践レポート

れば，その知識は活かすことができない」ことを日本精神科看護協会や精神科認定看護師教育課程の講師たちは，精神科認定看護師に教授してくれた。いまも「精神科認定看護師は謙虚であれ」という言葉が心に残っている。

4) 病棟スタッフの意見を聞くことができた（賛成・反対を問わず）

病棟会やスタッフへの情報収集，アンケート結果などからスタッフの意見を聞くことができたことが大きい。人の気持ちは言葉にしないと理解できない。アンケートを実施しなければ，間違った解釈で陰性感情を抱き，病棟がバラバラになってしまう危険があった。しかし，お互いの意見を伝えることで結束力が強まり，フットケア導入の推進力になった。

5) 看護クラークの存在

意外な存在であると思うが，今回のフットケア導入を縁の下から支えてくれた看護クラークも重要であった。看護クラークもデータ管理の専門職である。フットケアに関するデータ管理や専門職がイメージしたことを可視化する優れた能力を使い，フットケアチームを支えてくれた。また，患者や病棟スタッフからは，フットケア業務への賛成・反対など，どの派閥にも所属しない安全な人物として精神科認定看護師に話せないことも看護クラークには話していたよ

うなので，ある意味では病棟の要の存在であった。そのほかにも，時にWOCNや精神科認定看護師にフットケアで気づいたこと（ハード面やソフト面）を積極的に伝えていた。

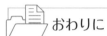

おわりに

フットケアの最終目標は患者の自立であるが，看護師が軟膏を塗りながらリラックスしてもらったり，患者の精神症状や悩み，不安などを傾聴したり，時に共感するなど1つのコミュニケーションとして役立つことを期待している。患者のなかには，軟膏塗布を自立しているにもかかわらず，看護師に介助を求めてくる患者がいた。介助に応じて足のマッサージも含めて軟膏を塗布すると，患者から悩みを話してくることもあった。また，日常的に会話を交わすことがない患者が，フットケアを通して，看護師にたくさんのことを話しかけることもあった。それは看護師にとっても意外なことであり，うれしいことであった。

〈引用・参考文献〉
1）仲弥，宮川俊一，服部尚子，畑康樹：足白癬・爪白癬の実態と潜在罹患率の大規模疫学調査（Foot Check 2007）．日本臨床皮膚科医会雑誌，26（1），p.27-36，2009.
2）日本精神科看護技術協会監修：コンサルテーション／リーダーシップ　実践　精神科看護テキスト〈改訂版〉第5巻．精神看護出版，p.91，2011.

訪問看護ステーションアイリス

愛知県知多市

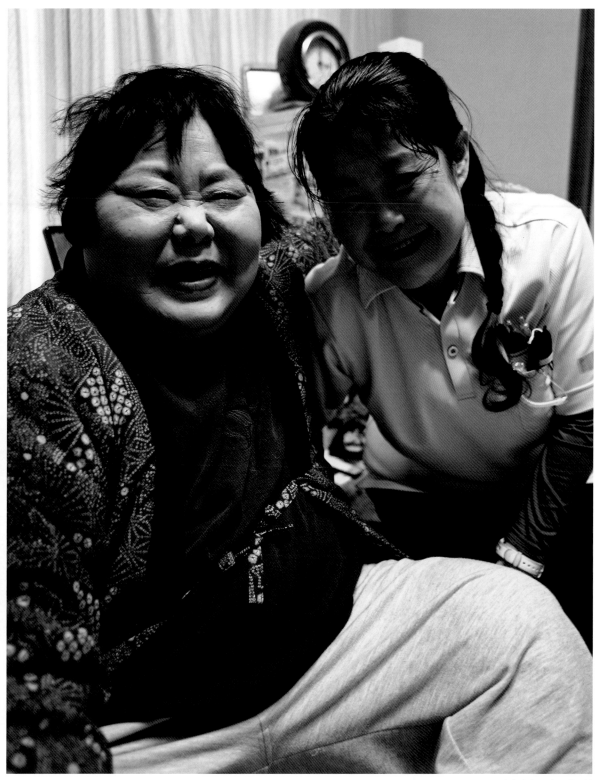

愛知県知多市に本部がある精神科訪問看護ステーションアイリスは，特定医療法人共和会のグループの1つで，精神疾患に特化した訪問看護を展開している。訪問の範囲は，知多市・大府市・東海市・半田市・東浦町・武豊町・豊明市・阿久比町・名古屋市緑区などである。

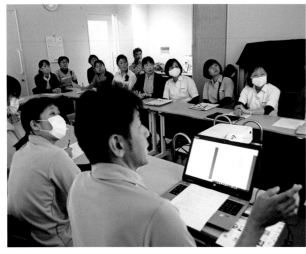

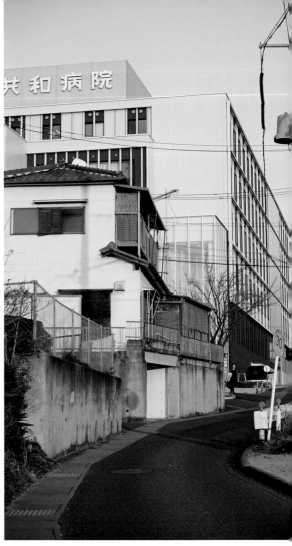

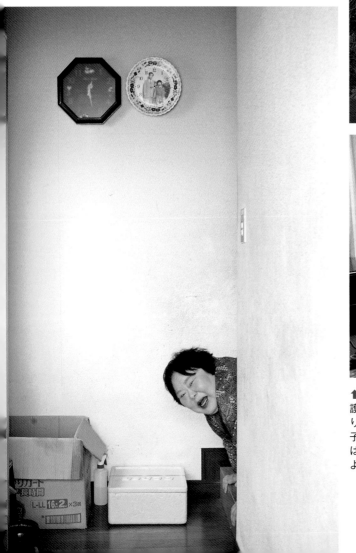

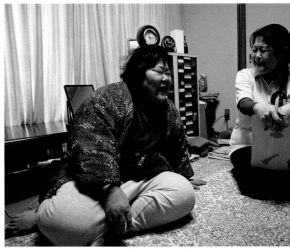

⬆以前は状態が不安定で入退院をくり返されていた。訪問看護やヘルパーの支援を受け，現在は安定した生活が送れており，ジムに週2回ほど通われている。看護師には夫や生活費，子どものことなどを相談されるが，「薬をちゃんと飲んでいれば大丈夫だよね。もしも，夫が亡くなっても1人で大丈夫だよね」と話されている。

↓引っ越しをした先の近隣住民から自分の行動の1つ1つを監視されているという体験があり，強く気分の落ち込む時期が続いていた。土地勘もなく，相談できる相手もほとんどいない状況のなか，1人で生活をされていたが，さまざまな支援者と関係をもつようになり，このままではいけないと感じ，現在は安定した地域生活を望んでいる。兄貴的な存在感があり，看護師もご本人から人生の先輩として，さまざまなアドバイスをいただいている。今後の夢は『広いところに引っ越すこと』。

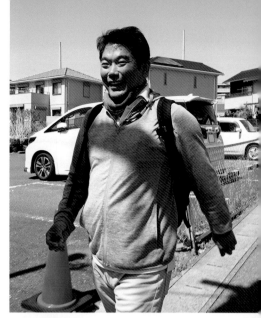

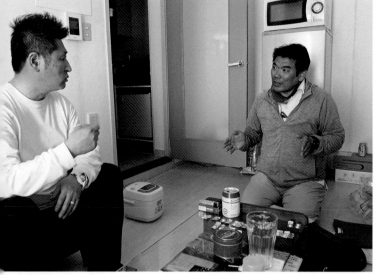

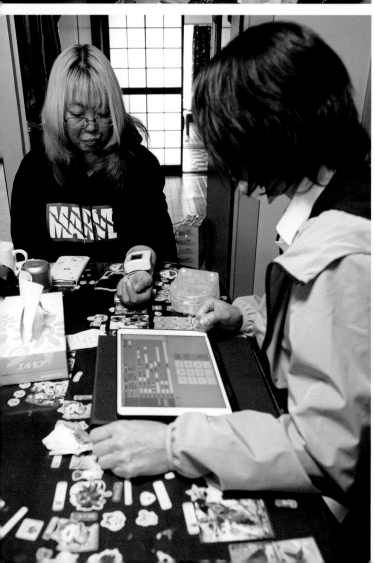

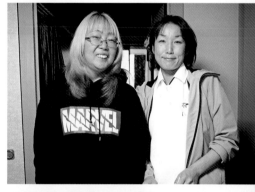

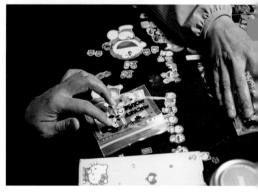

↑以前は子どもたちとともに暮らしていたが，症状が不安定となった際に地域での生活を維持することが困難となり，入院をされた。それ以降，子どもたちはご本人と離れて施設で暮らしている。現在は「子どもたちが帰ってくると大変になると思います」と話されながらも，子どもたちと再び一緒に暮らすことを目標に安定した生活の維持に努めている。人とかかわることが好きで，本来明るさをもっている方であり，子どもたちに会えないさびしさを抱えながらも，看護師は訪問のたびに笑顔にさせていただいている。今後の夢は『子どもたちと一緒に暮らすこと』。

close up
クローズアップ

➡以前は「自分の問題は自分で解決しなければいけない」という思いが強く，どれだけがんばっても解決できない苛立ちや不安を抱え，単身で生活をされていた。また，その状況を生きぬくための対処として，度重なる自傷を行っていた。訪問を開始したころは「八方ふさがりの状態で先のことなんて，まったく考えられない」とよく話されていたが，1年前に夫と入籍し，現在はともに支え合いながらおおむね安定した生活を送ることができている。また，通院先の職員や相談支援担当者，ヘルパーなどの各支援者に相談し，支援者とともに問題を解決に向けていくことができている。最近は「こんなふうになれるとは思わなかった」と笑顔で話をされていた。今後の夢は『夫といまの生活を続けること』。

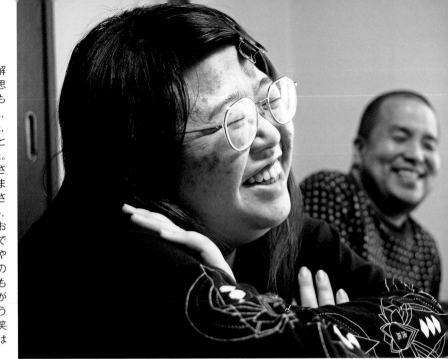

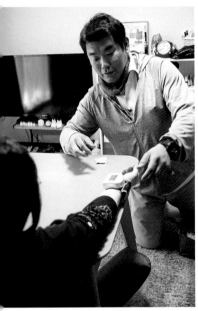

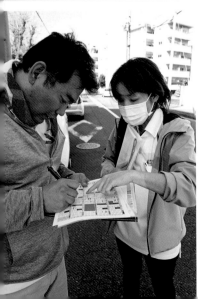

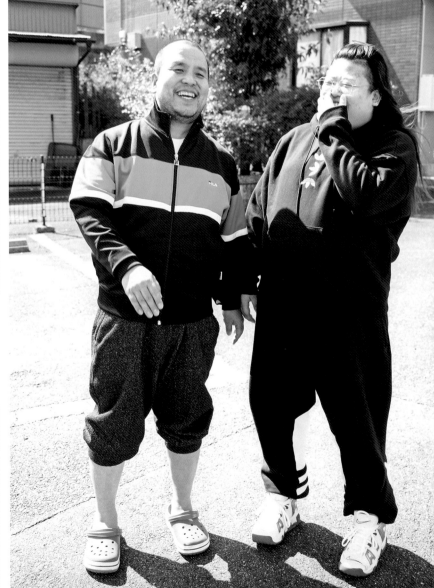

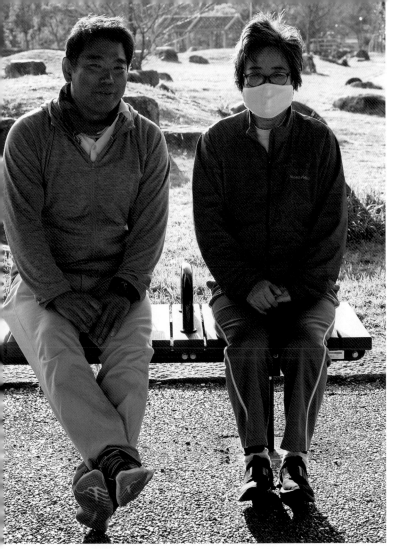

←難聴があり，かすかに聞こえる物音などが「自分を責める声に聞こえる」という体験を感じながらも地域で1人暮らしをされている。就労支援B型事業所に週5日間通所され，主に作業では織物（さをり織り）をされている。看護師もスカーフや名札のストラップなど，事業所でつくられた織物を使用させていただいている。繊細な面があり，とても慎重に物事を考えすぎてしまうが，その反面，何も考えずに遠くまで出かけるなど，大胆な行動で周囲を驚かせることがある。それもまわりの人たちからは，ご本人の魅力として認められている人間力がある。今後の夢は『安心してどこか遠くへ旅行に出かけること』。

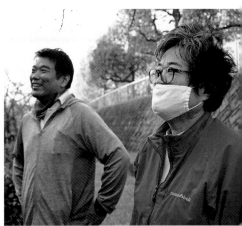

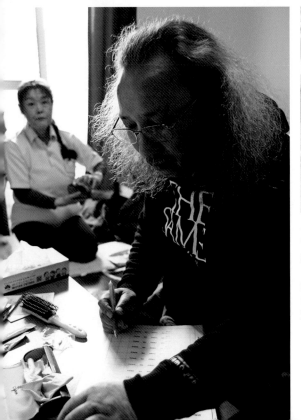

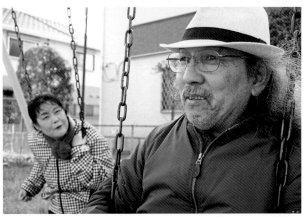

↑大阪で仕事を転々とされていたが，両親が他界され，姉を頼って愛知県へ来られる。その後20年間の入院生活を経て，病院に隣接したグループホームへ入居される。20名ほどの同居者との暮らしも安定しており，昨年の春にアパートで1人暮らしを開始した。お金を節約しており，生活費のなかから食材を購入できたときには看護師と一緒に夕食をつくっている。今後の夢は『お金がたまったら，何かいろいろやりたい。大阪にも行きたい！』。

➡以前はストレスがかかるとパニック発作を起こし，何度も救急車で搬送されることがあった。妻と娘2人と暮らしており，自分が家族を支えたいという思いと，うまく他人とかかわれないという思いのなか，就労支援事業所の通所を始めるも続かない状況であった。しかし，3か月ほど前からコンビニのバイトを短時間からはじめ，最初は不安や緊張を述べていたが，継続することができ，徐々に自信をもつことができている。また，家族全員がハマっている少年漫画のグッズを子どもたちのために手に入れようと奔走するなど，活気のある生活が維持できている。今後の夢は『仕事で責任のある立場を任されるくらい信頼されること』。

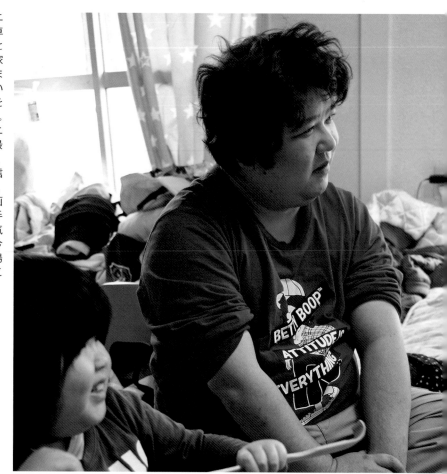

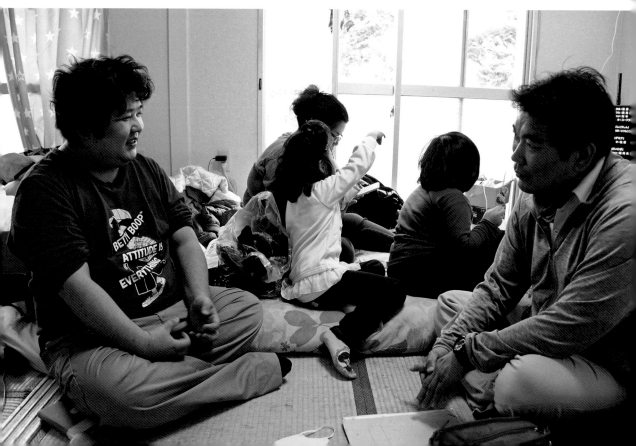

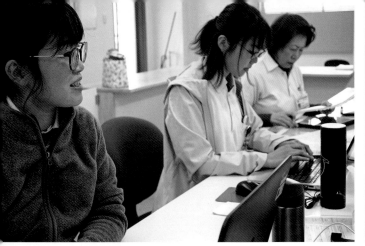
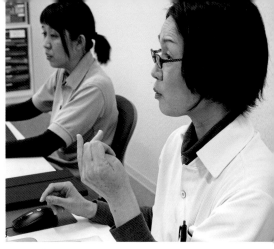
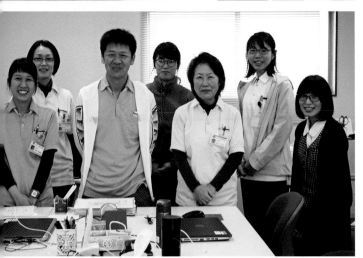
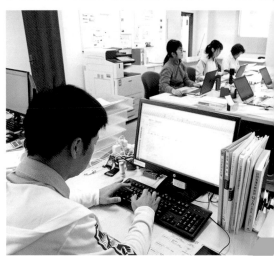
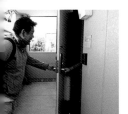
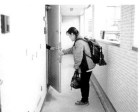
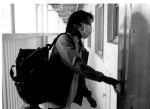
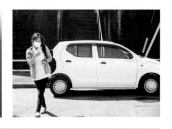
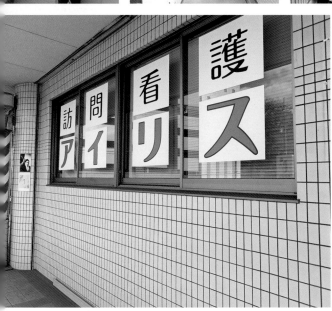

**特定医療法人共和会
訪問看護ステーションアイリス**

〒478-0001 愛知県知多市八幡字筒岡15-1
AMITY（愛一ビル）2階
TEL：0562-85-5966　FAX：0562-85-5967
URL：http://www.kyowa.or.jp/iris/
● 特定医療法人共和会関連施設

> 共和病院（精神科病院）／桜クリニック（関連
> クリニック）／みつばクリニック（関連クリニ
> ック）／すみれの丘（住宅型有料老人ホーム）
> ／ソレイユ（訪問看護ステーション）／れんげ
> 草（訪問介護ステーション）／ゆずの里（小規
> 模デイサービス）／すずらんの里（認知症対応
> 型デイサービス）／菜の花（居宅介護支援事業
> 所）／コスモス（通所リハビリテーション）／
> ケアホームあしび（グループホーム）／みらい
> （相談支援事業所）

close up
クローズアップ

あなたの「暮らし」と「夢」の架け橋になりたい

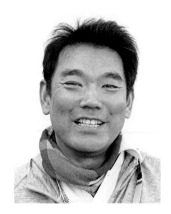

特定医療法人共和会訪問看護ステーションアイリス日進 管理者／精神科認定看護師

宮川省吾 さん

訪問看護ステーションアイリスは，精神科に特化した訪問看護ステーションです。開設当時の2016（平成28）年は主に共和病院に通院されている方への訪問を行っていました。しかし，現在は知多半島全域から名古屋市南東部と訪問エリアは広域にわたり，さらに拡大を続けています。このような訪問エリアの拡大は，地域のさまざまな支援者の方とのつながりができたことが大きな要因といえます。

私たちの法人は，障害をおもちの方でも住み慣れた地域で自分らしく生活するためのお力添えができればと考え，サテライトクリニックや外来機能の強化など，医療が地域の資源の1つとしてできることを実践してきました。そしてアイリスが開設し，病棟で勤務していた看護師が地域の支援者の方々と同じ視点をもてるようになったことで，飛躍的につながりが強まっていくことを実感しました。

障害や症状はその方の一部でしかありません。しかし，入院中はその一部分がクローズアップされすぎてしまいます。情報伝達でも，名前や年齢の次には病名が伝えられます。そのなかで看護師はストレングスやエンパワメントという視点をもちながらも，病名や症状に視点が向いてしまいます。たとえば，急性状態でその方とともにつらい症状や環境に対処していくことを想定すれば，間違いとは言い切れません。

しかしその方が地域に戻れば，名前や年齢の次に必要な項目は病名ではなくなります。きっとその方の夢や希望，どのような自分でありたいかが地域生活では重要な項目になってくると思います。この視点をご本人やご家族，地域の支援者の方々と共有できていることがアイリスの根幹と考えています。そのため，アイリスの理念は【あなたの『暮らし』と『夢』の架け橋になりたい】となっています。

アイリスの訪問看護の内容としては対話や，ともに活動することを通じ，こころと体の健康管理やセルフケア向上のためのアドバイスを行っています。また日々の悩みごとの相談などに対して，ともに悩み，対策を考えます。さらに安心して生活できるように24時間対応体制も整えています。

そこで重要なのが，ともに地域で暮らす生活者としての視点です。「どこの喫茶店のコスパがいいか」「あのバスの路線がなくなるらしい」などの会話のなかから，金銭感覚や活動範囲など，その方の暮らしぶりが見えてきます。たとえば，朝早く起きて夫の弁当をつくる役割を大切にしている方であれば，そうした生活スタイルを尊重し，長時間効果のある睡眠薬を飲み続けることを勧めるより，昼間の空いた時間に休むことを提案してもよいのではないでしょうか？　病気を悪化させないために薬も必要です。しかし症状とつきあうように，薬ともよいつきあいができることも必要です。ご本人の暮らしぶりや，ご本人がどうありたいと思っているかを，ご本人とともに主治医や支援者，関係者へ伝え，共有し，ご本人らしい生活が継続できることをめざす。このような支援をアイリスは今後も多くの方にお届けしていきたいと考えています。

メンタル・ステータス・イグザミネーション

患者の症候をとらえる視点

053 ▶ フレームワーク思考をすでにやっている②

武藤教志 むとう たかし
宝塚市立病院（兵庫県宝塚市）精神看護専門看護師

前回は適切な専門用語を見つけるための「概念化」の方法と，その具体例として「悲嘆」の概念化のプロセスに関して解説しました。今回は，1つのケース（ある高齢男性のある場面のS・Oデータ）をとおしてより具体的なアセスメントの方法，概念化の仕方を学んでいきましょう。

理論の使い方

ある場面のS・Oデータを大まかに概念化できると，使える理論の候補がいくつか出てきます。大まかな概念化をするための概念は本誌2020年3月号の"表1　9つの心理的反応"のなかから選べます。あなたがかかわった患者のS・Oデータをまず書いてみて，それをじっくり見ながら，「この場面の患者さんに，いったい何が起きているのか？」を考え，「何」を適切に表現するための概念を選ぶわけです。そこで選ぶ概念は精神症状の専門用語であったり，心理的反応の用語であったりするわけです。

さて，前述の高齢男性のある場面のS・Oデータに対するアセスメントですが，「悲嘆の4段階」（FW p.050 − 051）の"適用できる場面"と"紹介"を読んでください。これを読むと"使え

る"ということがわかります。

その次に，"構成要素"を読み，この高齢男性のS・Oデータはどの構成要素（段階）の特徴（症状・反応）と一致しているのか，近似しているのか，をS・Oデータと構成要素（各段階の特徴の記述）を照らし合わせてチェックします。そうすると，この高齢男性のS・Oデータは「2. 切望の段階」に見られるいくつかの症状・反応，「鮮明な記憶（亡き妻の笑顔が鮮明に焼きついている）」「回想への没頭（四六時中，亡き妻のことを考える・想起する）」「錯聴（亡き妻の声を聞く）」「人物誤認（亡き妻の姿や雰囲気に似た女性を追いかけた＝探索行動か）」が起きていることが確認できるので，この高齢男性のS・Oデータについてのアセスメント（A）として"鮮明な記憶，回想への没頭，錯聴，人物誤認といった反応から切望の段階（パークスの悲嘆の4段階の2段階目）にある"と書くわけです（図1）。

「2. 切望の段階」にあることがわかると，この高齢男性は妻に先立たれてからのこの2か月の間に「1. 心の麻痺の段階」を通り過ぎたこと，この先「3. 混乱と絶望の段階」へ進むということも同時に理解できます。一般的に悲嘆は正常な心理的反応であり，それ自体は病的なも

ある場面のS・Oデータ

ある高齢男性。2か月前に妻を亡くした。そのことが話題にあがった場面。
Ⓢ「妻の笑顔が……やきついてしまってて……離れない……です。四六時中，妻のこと……考えてしまいます。こないだ……スーパーで買い物をしてたら……妻の声が聴こえたような気がして……で，よく似た背格好の人を追いかけて……しまいまして……」
Ⓞ悲しそうな表情を浮かべ，視線も肩も落とし，声に張りはなく，ぽつりぽつりと話すような口調。

症状を抽出

①症状1：悲しみの感情，落胆の感情，慕わしい感情など

②症状2：四六時中亡き妻のことを考える・想起する

③症状3：亡き妻の笑顔が鮮明に焼きついている

④症状4：亡き妻の姿・雰囲気に似た女性を追いかけた

⑤症状5：亡き妻の声を聴く（錯聴）

ある場面のS・Oデータは，切望の段階の特徴と一致しており，ほかの段階の特徴とは一致していないことを確認できた。この男性は悲嘆の「切望の段階」にあるといえる。

1．心の麻痺の段階
大切な人の死という強いストレス体験に対する警告反応が生じる段階で，全般的な不安焦燥感に襲われ，落ち着きのなさやパニック，恐慌といった過覚醒の状態に陥るか，精神的防衛として情動的な麻痺や抑うつ状態，あるいは現実感を消失した状態に陥るか，あるいはそれらの複合的な反応を示します。泣くこともなく，葬儀を淡々と遂行することができるのは，この情動麻痺によるものです。葬儀の後も意図的に生活を忙しくし，亡くなった人のことを考えずにすむようにする人もいます。

2．切望の段階
ときどき，故人をとてつもなく①慕わしく感じて，故人を求めてすすり泣いたり，泣き叫んだりする苦痛発作が生じます。②故人以外のことは考えられず（回想への没頭），③鮮明な記憶を「瞼にやきついて」といった表現をし，日常生活への関心を失い，悩み苦しみます。死別した人を探したいという強い探索衝動が起き，実際に探索行動をとります。他人を④故人と誤認したり，⑤故人の声を錯覚したりすることで，故人が現実にはいないことを痛感し，切望が始まります。苦痛発作や探索衝動と同時に日常生活は機械的に行われるという「悲嘆の二重過程」が生じています。同時に怒りや自己非難の感情も湧き起こってきます。

3．混乱と絶望の段階
悲嘆の苦痛を緩和してくれることが自然発生的に起こるようになり，悲しみや苦しみは徐々に減少していきます。同時に，故人がいない人生や生活に対する意味を見失ったり，自分の行動に確信がもてなかったりして，時として絶望を感じます。しかし，生きる意味の喪失することやその後に続く新しい意味の模索が，新しいアイデンティティ獲得に向けての準備になります。

4．回復の段階
故人は遺された人の生活や自己の一部であったため，それを切り離すにはかなりの時間がかかります。遺された人が過去の死別の状況を振り返りながら語る「身体の一部が切りとられてしまった」や，「自分の半分を失くした」という言葉にそれが表現されています。"一部や半分がない私"という自己イメージを断念し，"自立した個人としての私"を獲得していきます。つまり，死者がいない状況での新しいアイデンティティと新しいライフスタイルを受け入れるようになります。

図1　S・Oデータと構成要素（各段階の特徴の記述）を照らし合わせる（FWは「悲嘆の4段階」）

のではなく，数か月〜半年程度をかけてすべての段階を経ると考えられていますから，このケースは2か月を経過して「2. 切望の段階」にあることは正常な反応の範囲内であるといえます。ですから，私たちはこの患者に対しては，見守る（P）や悲嘆に関する思考や感情の言語化をしていただく（P）といった看護計画を立てるわけです。この2つの看護計画（P）を継続していけば，悲嘆の持続期間や強度が通常の範囲を超えるような"通常ではない悲嘆（複雑性悲嘆）"（Vol.1 p.362 – 363）に陥ったときにすぐに発見でき，すぐに介入できるわけです。

「1. 心の麻痺の段階」では何が起きるのかを読めば，回想する高齢男性に共感の言葉をかけることもできますし，「3. 混乱と絶望の段階」で何が起きるのかを読めば，この高齢男性に次に起きることを予測してかかわることもできます。もちろん，現在が「2. 切望の段階」だということを知っていれば，「奥様にもう一度会いたいという強い気持ちをおもちなので，よく似た人を見間違えてしまったり，奥様の声を聴いたりするのも無理もありません。きっと同じようなことが何度もあると思います。そんなときには，ぜひ私に聞かせてくださいね」と，そっと声をかけられるのです。

フレームワーク思考

さて，ここまで解説してきたことがまさに「フレームワーク思考」で，言い換えると「理論的思考」。私たちは専門職なので，自分の私的なものさしや自分の個人的経験ではなく，専門職にふさわしい思考をしなければなりません。それができないと医療職でも専門職でもない

"寮母さん"のかかわりしかできません。

フレームワークとは「枠組み」という意味で，各理論の「構成要素」のことなので，フレームワーク思考とは「理論的な枠組みのその構成要素を使って考える」ということになります。今回，高齢男性のS・Oデータに真摯に向き合い，「悲嘆」と概念化し，悲嘆理論のなかからこれかなというもの（パークスの悲嘆の4段階）を選び，S・Oデータを手がかりにしてこの高齢男性に起きている心理的反応を各段階の特徴と照らし合わせ，この段階だという結論を導き出し，どういうかかわり，声かけができるのかを看護計画とする。こんなふうに理論を使うことがフレームワーク思考なのです。

せっかくなので，みなさんはこの高齢男性のS・Oデータを，パークス以外の悲嘆理論でアセスメントしてみてください。さらに"妻に先立たれた"ことを「危機」と大まかに概念化し，危機理論のなかから1つを選び，より詳細・より具体的な概念化，アセスメントをしてみましょう！

枠組みを使うこと

みなさんがこれまでに学んできたこと，たとえば，患者の全体像を5つの領域別にとらえようとすることも，患者の精神症状を9つの精神機能別にアセスメントすることも，患者の暮らしを6つのセルフケア項目別にアセスメントすることも，向精神薬を薬力と薬物動態に分けてアセスメントすることも，これら全部がフレームワーク思考。つまり専門職の考え方です。これから全国各地でさまざまな看護系学会が開催されますが，そのなかで事例研究を聞く機会が

あったら，ぜひフレームワーク思考で聞いてみてください。それを聞いて「ん？」と気づけることがたくさん増えてきます。さらに，その事例研究について「ん？」と思った，その何か足りないのかを指摘できれば，あなたはちゃんとフレームワーク思考ができているということになるので，臨床での指導的役割を担えます。

専門用語を使うこと

『MSE Vol.1』と『MSE Vol.2』，『看護のためのフレームワーク』はフレームワークだけでなく，看護記録で用いる専門用語や専門的な言葉の言い回しで埋め尽くされています。今回の内容では，たとえば「切望の段階」はもちろん看護記録に用いる専門用語（概念）です。そして，たとえば，切望の段階の説明文のなかにも「回想への没頭」「鮮明な記憶」「探索衝動」「探索行動」「誤認」「錯覚」など，看護記録にそのまま用いることができる概念があり，「日常生活への関心を失う」や「日常生活は機械的に行われる」といった“言い回し”は看護記録上の表現に悩んだときに使えます。専門書を読むときは自分の概念や，言い回しのレパートリーを増やせるようにていねいに読む。こうすることできちんとした臨床経験を積んだ専門職らしい思考・記録になります。

次号の予告

次号では，心理的反応のうち，「欲求」と「欲求不満」について解説します。

トピックス

今回のトピックスは，新しい抗うつ薬トリンテリックス®（一般名：ボルチオキセチン）です。従来の典型的な抗うつ薬のようなモノアミン再取り込み阻害作用だけで勝負するのではなく，さまざまなセロトニン受容体を作動・部分作動・遮断する作用もあわせもった薬剤です。

p.54～p.57に『改訂 専門的な思考を鍛える看護のためのフレームワーク』より，「急性悲嘆反応」「悲嘆の4段階」を抜粋し，掲載しています。ご参考にしていただければ幸いです。

〈引用・参考文献〉
1）武藤教志：改訂 専門的な思考を鍛える看護ためのフレームワーク. p.50-51，精神看護出版，2016.
2）武藤教志編著：メンタルステータスイグザミネーション vol.1. p.362-363，精神看護出版，2017.

〈トピックス引用・参考文献〉
1）武藤教志編著：メンタルステータスイグザミネーション vol.2. 精神看護出版，2018.
2）武藤教志：他科に誇れる精神科の専門技術　メンタル・ヘルス・イグザミネーション　患者の症候をとらえる視点. 精神科看護，45（5），p.58－62，2018.
3）武田薬品工業ホームページ
https://www.lundbeck.com/upload/jp/files/pdf/トリンテリックス_IF_第1版_しおり付.pdf（2020年3月30日最終閲覧）

MSEを実践するためのトピックス No.5
トリンテリックス®（ボルチオキセチン）

深田徳之 ふかだ のりゆき

医療法人誠心会あさひの丘病院（神奈川県横浜市） 精神科認定看護師

神経伝達物質セロトニンって何から作られる？ 必須アミノ酸の1つ，トリプトファンから脳内で生合成されています。トリプトファンは緑黄色野菜，バナナ，納豆，牛乳，大豆，レバーなどに多く含まれており，摂取したトリプトファンが脳内でセロトニンへと生合成されます。さて，うつ病はセロトニンの減少やセロトニン神経系の機能低下によって引き起こされると考えられていますが，従来の抗うつ薬とは異なる薬理で開発されたのが，セロトニン再取り込み阻害作用（SERT）とセロトニン受容体調節作用をあわせもった新しい抗うつ薬トリンテリックス®（一般名：ボルチオキセチン）です。2019年11月27日，わが国でNo.1の売上を誇る製薬会社武田薬品と1930年代に医薬品の製造を始めたルンドベック社（デンマーク）から発売されました。

トリンテリックス®はMSE vol.2にはまだ収載されていません。そういった場合は日本病院薬剤師会が製薬企業に作成と配布を依頼する医薬品解説書インタビューフォーム（略称：IF）を見てみましょう！

さて，名前の由来ですが，トリンテリックス®の"トリ"は，うつ病の症状である精神症状・身体症状・認知機能の3つに効果が期待できることから，3を意味する「tri」と，優れた抗うつ薬を意味する「brilliant」「excellent」から「rint」と「x」をつけて命名されたそうです。

次に薬理ですが，薬力は抗精神病薬も抗うつ薬も『Ki値』を小さい数値順に追っていくことでその特徴を知ることができますし，抗うつ薬は『IC50』という数値にも注目です。『IC50』というのは，「50%阻害濃度」といって，再取り込みポンプの働きを50%阻害できる血中濃度を示す数値で，その数値が小さいほど低濃度で再取り込みポンプの働きを抑えられるのです。トリンテックス®のKi値を小さい順にランキングすると$5HT_3$：3.7（遮断作用），$5HT_{1A}$：15（作動作用），$5HT_7$：19.2（遮断作用），$5HT_{1B}$：33（部分作動作用），$5HT_{1D}$：54.2（遮断作用）です。IC50値を小さい順にランキングするとセロトニン：5.4nmol/L，ノルアドレナリン：107nmol/L，ドパミン：1470nmol/Lとなっていて，選択的なセロトニン再取り込み阻害作用があるといえます。

Ki値とIC50値のランキングがわかったら今度はMSE Vol.2を見て1つ1つのセロトニン受容体について調べてみましょう！（p.170〜175）。そうすると，抗うつ作用，抗不安作用，制吐作用などをもっていることがわかります。

副作用は，国内第Ⅲ相長期継続投与試験では悪心16.8%，体重増加5.9%，下痢と傾眠がそれぞれ5.0%となっています。

薬物動態はT_{MAX}：12.0h，$T_{1/2}$：67.63hなので，内服後12時間で最高血中濃度に達して，そこから約67時間かけて血中濃度＝作用が半分になる，ということですね。でも，安定した血中濃度『定常化』までの時間はこの$T_{1/2}$の×5とされていますので，$67.63 \times 5 = 338.15$時間，日数に直すと約14日となり，血中濃度が安定するのには約2週間かかる，ということですね。

Ki値やIC50値は薬の特徴を知ることができる大切な情報です。「個別性のある薬物療法看護」をめざして読みといていきましょう！

（監修：武藤教志）

喪失体験と悲嘆に関するフレームワーク

第Ⅲ章

6

急性悲嘆反応

身体的虚脱感を示す段階

↓

死んでしまいたい気持ちをもつ段階

↓

罪悪感をもつ段階

↓

敵対的反応を示す段階

↓

通常の行動パターンをとれなくなる段階

数日から数週間の間にみられる

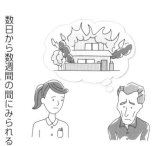

適用できる場面

- 対象喪失直後の反応について理解したい場面
- 大切な人や財産，地域のコミュニティなど多くの対象喪失を経験した被災者に対して，被災直後にどのようなケアを提供すべきなのかを検討したい場面

リンデマンの「急性悲嘆反応」の紹介

　喪失体験後，数日から数週間という短期間の間にみられる悲嘆反応で「急性悲嘆反応：acute grief」と呼ばれます。この反応を理論化したのは，E.リンデマン（Eric Lindemann）で，悲嘆反応やそれに対する介入に関する研究の基礎になりました。近年ではPTSD（心的外傷後ストレス反応）に注目が集まっています。

構成要素

1. 身体的虚脱感を示す段階：咽頭部の緊張，息が詰まるという感覚を伴った呼吸促迫，深いため息，腹部膨満感，筋の脱力（脱力感）が20分から1時間ほど続きます。
2. 死んでしまいたい気持ちをもつ段階：死者の思い出やその人が生きているようなイメージに取りつかれ，さらに自分自身も死んでしまいたいという気持ちをもちます。

3．罪悪感をもつ段階：あのときの自分の行いがこのような結果を招いてしまったなどと考え，自分を責めます。

4．敵対的反応を示す段階：やり場のない怒りがこみ上げ，無性に腹立たしくなり，まわりの人に敵意を向けます。

5．通常の行動パターンをとれなくなる段階：日常生活行動すらできなくなり，じっとしていられません。

このモデルを使うとできること

● 対象喪失をした人が直後にどのような反応を示すのか，あらかじめ理解することで看護師は適切なかかわりができます。多くの人は悲嘆を乗り越えていきますが，悲嘆反応が長く続くこともあり，なかには病的悲嘆があらわれる人もいます。病的悲嘆には，数か月経ってから抑うつ状態になったり"命日反応"のように抑うつ状態をくり返したりする「悲嘆反応の遷延：delayed reaction」，過敏な反応や医学的疾患，特定の人への敵意，対人関係からのひきこもりといった悲嘆反応が別のかたちで出てくる「悲嘆反応の歪み：distorted reaction」があります。

● 近年の研究によれば，愛する人の死や，戦争やテロ攻撃，病気に直面した人は，どのケースでもほとんどの人が驚くほどうまく順応し，数か月もすれば，ある程度まで通常の生活に戻ることが明らかにされています。PTSDの診断基準が設けられたことで多くの人が救済されることになりましたが，その一方で，機械的にこの診断を当てはめ，何らかのストレス症状を示す患者は最終的に自力で回復できる人でも，一律にPTSDの括りの中に入れられることになってしまったという弊害も指摘されています。

Memo
ココナッツ・クラブの大火災
リンデマンは，1942年12月にボストンのココナッツ・クラブというナイトクラブで発生した大火災で死亡した約500名の遺族らに対して臨床的な介入を行い，その実践から得られた知見を理論としてまとめたのです。

 引用・参考文献

1）E.Lindemann: Symptomatology and management of acute grief. American Journal of Psychiatry, 101, p141-148, 1944.
2）G.スティックス：立ち直る力のメカニズム．日経サイエンス，41（6）101，p56-63，2011．

第Ⅲ章　ツール（道具）としてのフレームワーク（実践編）

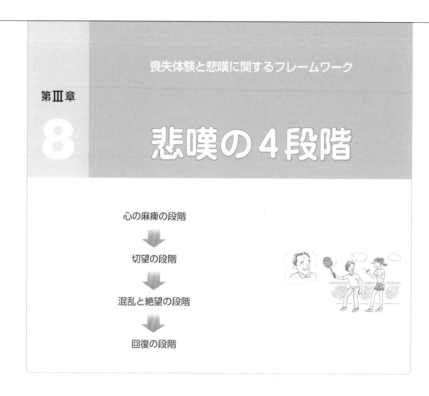

第III章

8 悲嘆の4段階

喪失体験と悲嘆に関するフレームワーク

心の麻痺の段階
↓
切望の段階
↓
混乱と絶望の段階
↓
回復の段階

適用できる場面

• 配偶者や肉親など大切な人の死に直面した患者や遺された家族がどのようなプロセスを経てその死を乗り越えていくのかを知り，反応を予測したい場面

パークスの「悲嘆の4段階」の紹介

　C.M.パークス（Colin.M Parkes）はイギリスの精神科医で，死別に関する大規模な面接調査「ハーバード死別研究（1983）：Parkes and Weiss」を行い，喪失を克服していくプロセス（悲嘆のプロセス）をまとめました。また，この悲嘆の各段階を乗り越えていくためには次の3つが大切だとしています。パークスはJ.ボウルビィの部下として働いていた経験があり，愛着理論から多大な影響を受けています。

構成要素

1. 心の麻痺の段階：大切な人の死という強いストレス体験に対する警告反応が生じる段階で，全般的な不安焦燥感に襲われ，落ち着きのなさやパニック，恐慌といった過覚醒の状態に陥るか，精神的防衛として情動的な麻痺や抑うつ状態あるいは現実感を消失した状態に陥るか，あるいはそれらの複合的な反応を示します。泣くこともなく，葬儀

を淡々と遂行することができるのは，この情動麻痺によるものです。葬儀の後も意図的に生活を忙しくし，亡くなった人のことを考えずにすむようにする人もいます。

2. 切望の段階：ときどき，故人をとてつもなく慕わしく感じて，故人を求めてすすり泣いたり，泣き叫んだりする苦痛発作が生じます。故人以外のことは考えられず（回想への没頭），鮮明な記憶を「瞼に灼き付いて」といった表現をし，日常生活への関心を失い，悩み苦しみます。死別した人を探したいという強い探索衝動が起き，実際に探索行動をとります。他人を故人と誤認したり，故人の声を錯覚したりすることで，故人が現実にはいないことを痛感し，切望が始まります。苦痛発作や探索衝動と同時に日常生活は機械的に行われるという「悲嘆の二重過程」が生じています。同時に怒りや自己非難の感情も湧き起ってきます。

3. 混乱と絶望の段階：悲嘆の苦痛を緩和してくれることが自然発生的に起こるようになり，悲しみや苦しみは徐々に減少していきます。同時に，故人がいない人生や生活に対する意味を見失ったり，自分の行動に確信がもてなかったりして，時として絶望感を感じます。しかし，生きる意味の喪失することやその後に続く新しい意味の模索が，新しいアイデンティティ獲得に向けての準備になります。

4. 回復の段階：故人は遺された人の生活や自己の一部であったため，それを切り離すにはかなりの時間がかかります。遺された人が過去の死別の状況を振り返りながら語る「身体の一部が切り取られてしまった」や「自分の半分を失くした」という言葉にそれが表現されています。"一部や半分がない私"という自己イメージを断念し，"自立した個人としての私"を獲得していきます。つまり，死者がいない状況での新しいアイデンティティと新しいライフスタイルを受け入れるようになります。

このモデルを使うとできること

● 悲嘆のプロセスに関するフレームワークは，遺された人の反応を予測することができるため，その反応に対して看護師が動揺せず，共感的にかかわることができます。また，この悲嘆の各段階を乗り越えていくためには次の3つが大切だとされています。
① 知的な受容：死がなぜ起こったのか，死は避けられなかったのかを論理的に納得すること。
② 情緒的な受容：喪った人への思いを断念し，その死を心から受け容れること。
③ アイデンティティの修正：死による役割の変化に適応すること。

 引用・参考文献

1）C.M.パークス，桑原治雄ほか訳：死別－遺された人たちを支えるために．メディカ出版，2002．

第Ⅲ章 ツール（道具）としてのフレームワーク（実践編）

トラウマ・インフォームドケア（最終回）
患者理解とトラウマ・インフォームドケア

川野雅資
かわの まさし
奈良学園大学大学院看護学研究科（奈良県奈良市）
教授

はじめに

　この連載を終了するにあたり，精神科看護とトラウマ・インフォームドケアとの関係について感じていることをまとめたい。テーマは患者の実像についてである。筆者は，精神障がい者を4つの層でとらえたいと考えている。第一の層は，表面に現れている行動である。われわれがすぐに観察し，アセスメントし，評価（問題を特定）し，患者の問題を修正するためのケア計画を立案し，そして実行し，患者の問題が減少したかを評価する目安になる行動である。第二の層は，行動の奥にあるその人の人柄にかかわる層である。第三の層は，その人が体験したあるいは傷ついたという表現が正確なのかもしれないが，トラウマ体験／トラウマ的な体験で傷ついたその人の層である。第四の層は，それでもなお，その人が本質的にもっている人間としての中核になる層である（図1）。

第一の層

　第一の層は，病気に影響されて現れるその人の行動で，もっともわかりやすい患者像である。たとえば，ある患者は「自分が病院長だ」と信じている。患者は，肩で風を切るように病棟を歩き，わざと看護師の肩に自分の肩をあて

て，「無礼者。お前はクビだ」と叱責し，「ここは俺の病院だ」と言う。それ以上の強い言葉や行動はないので，看護師は，あたらず触らずの接し方をしている。看護師は，「面倒なことにならないように」と避けている。別の患者は，廊下で大声を出す，怒鳴る，乱暴な言葉を使う，という行動をとる。大きな声なので，ほかの患者が驚く。どうやってもその行動がとまらないとき，看護師は隔離室を使用する。また，別の患者は廊下を歩きながらニヤニヤして1人で笑い声をあげている。特に他人に何か害を及ぼすことがないので，看護師はそのまま様子を観察している。患者がニヤニヤして笑い声をあげている行動は，日常生活上の出来事と特別な因果関係はないようである。ただ，近づきにくさを看護師は感じるので，そっと離れている。

　これらの患者の行動の例は，枚挙にいとまがない。そして，患者の行動を病名や症状で説明することはたやすいことである。看護師は，患者の行動を精神医学あるいは精神看護学の視点から理解することができる。そして，そのケアプランの方向性は，患者のこのような行動をなくす，あるいは少なくすることにある。第一の層の患者理解は，行動の障害を現す精神障がい者である。このときの患者理解の基盤は，精神科看護学を学習していることであり，患者を「知的に理解」することである。

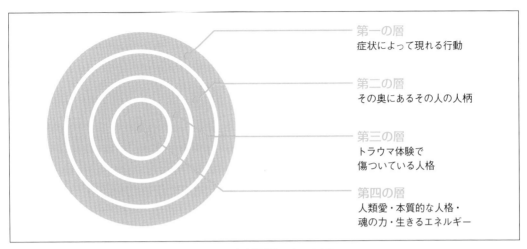

図1　患者理解の4つの層

第一の層
症状によって現れる行動

第二の層
その奥にあるその人の人柄

第三の層
トラウマ体験で
傷ついている人格

第四の層
人類愛・本質的な人格・
魂の力・生きるエネルギー

第二の層

　たとえば，ニヤニヤしながら笑い声をあげている患者の話を聞くと，「妄想で苦しめられている。苦しいから笑うことでバランスをとっている。そうしないと自分が壊れてしまいそうだ」と言う。そして，「自分に指示する人がいる。その指示通りに自分が行動すると迷惑を被る人がいる。人に迷惑をかけたくない。他人に迷惑をかけるようなことはしてはいけない」「でも，妄想で指示する人がやめてくれない」「だから，笑うことでバランスをとっている」「妄想で笑っているから，笑っていることも妄想の1つ」と表現する。この患者は，人に迷惑をかけてはいけない，という純粋な気持ちをもつ心やさしい人だということがわかる。

　このように，第二の層すなわち，行動の奥にあるその人を理解すると，表に現れている行動とはまったく別のその人の純粋な像に出会う。第二の層の患者に出会うと，自分自身と比較して，患者はなんときれいな心のもち主なのか，

と看護師は感じ，患者の純粋な心と比べた自分の心のありように情けない気持ちになることがしばしばある。

　第一の層の患者理解から，第二の層の患者理解に移行する基本は，患者に対して関心をもつこと，そして問いかけることである。そのうえで患者の話を遮ることなく，価値判断することなく，病気だから治そうとするのではなく，ただ聞くことである。そして，自分自身と患者の心のありようを重ね合わせることである。筆者はこのような看護師の対応の仕方を，「人と人としての患者理解」と表現したい。このように看護師が自分のチャンネルを切り替えるのに必要なのは，トラウマ・インフォームドケアを理解していることである。看護理論ではヒューマンケアリング，精神療法では来談者中心療法や動機づけ面接の技法を備えていることだ。

第三の層

　第三の層とは，トラウマ体験を被っている患

者に触れることである。米国の調査で明らかなように，精神障がい者のほとんどがトラウマ的な体験をしている。特に，小児期の複雑性トラウマを体験している患者が多い。たとえば，廊下で大声を出す，怒鳴る，乱暴な言葉を使う患者に話を聞いてみると，患者は，「自分をないがしろにしたからだ」という。さらに聞くと，「いつも自分の意見は聞いてもらえなかった。親がすべてのことを決めていて，ただしたがわざるを得なかった。本当は自分の希望があったけど，ことごとく否定された。そして，しぶしぶ親が決めたことにしたがうと，いい子ね，とほめられた。違うのだ。それをわかってもらえない。私は，私なんだ。子どものときは我慢したけど，いまは我慢しない。これ以上，我慢すると私という存在が壊れてしまう。壊れないために，大声で自分の存在を表している」と表現する。

このような表現ができることは，患者の力である。患者の力を発揮できるように支える看護師は，①会話の主体を患者にすること，②患者が会話するリズムに合わせること，③患者が安全に安心して自分のペースで会話ができるように必要な相づちをすること，④どのような話でも患者が語ること（ナラティブ）を受け止めること，⑤この瞬間を大切に思い，患者の話を聞かせていただくという体験に全力を傾けること，⑥患者が体験したことをあたかも自分も体験したかのように感じとり，そのときに生じた感情を率直に表現すること，を実行しているのであろう。看護師はトラウマを深く理解し，患者のトラウマ体験を聞くことで二次的なトラウマ体験に陥らない安定した自己コントロールする力をもつことが必要だ。

第四の層

第四の層とは，そのようなトラウマ体験の奥にある患者の真の姿である。トラウマ体験をしているかわいそうな患者なのではない。患者は，そのような体験をしていても生きていく力，エネルギー，魂（スピリット）をもっている。時には，その力が弱まるかもしれない。いっそのこと，死を選んだ方が楽になるかもしれない，あるいは，生きることも死ぬことも選べない抜け殻のような状態かもしれない。そのときに，看護師は，自分のエネルギーを集中してそこに存在する。言葉はいらないであろうし，思いやりのあるタッチングが役立つことがある。暖かい日差しの下で一緒にベンチに腰かける，ということがきっかけになることもあろう。患者の五感は敏感さを欠いているであろうが，すべてが消失しているわけではないので，五感からエネルギーが湧くことはあり得る。患者は，人の力と環境の力からいきいきとすることが考えられる。一方で，トラウマ体験を理解して受け入れた患者は強い。自分自身の苦しみを受け止め，苦しみとともに生きていくことを感得した患者は，強い人類愛を保持している。

第四の層の患者に力を付与する看護師は，揺るがないエネルギーを保持している。看護師自身のエネルギーが枯渇することなく，自分を理解し自分自身を安定させ，患者に対する深い愛をもっているのである。トラウマを治療するのではなく，トラウマを理解し，トラウマを体験している患者にかかわる力があり，患者にかかわる自分の行為から看護師自身がさらにかかわりの価値を感じとる。そして，変化する患者から看護師が力を受け取るという相互交流をす

ることに価値をおく人間観をもっているのである。その基盤は看護哲学であろう。それらは，人間関係論，ヒューマニスティックナーシング，および前述のヒューマンケアリングである。これらの哲学あるいは看護理論が，トラウマ・インフォームドケアの原理と結びつくことで，具体的，実践的な精神科看護におけるトラウマ・インフォームドケアの実行に至る。

おわりに

　今回，「患者理解には層があるのではないか」と感じていたことをまとめてみた。ここで気づいたことは，第一の層の看護計画は，看護師の視点でのケアプランなのであろう。もし，第二の層の看護計画を立案するのであれば，看護計画に，「①患者の希望」「②患者が望む家族，友人，職場の人，および学校関係者とのかかわり方」の2つと，第一の層で立案した看護師が考える看護計画をお互いにもち寄って検討してはいかがだろうか。たとえば，看護師が妄想から離れることを目標にし，具体策として，抗精神病薬の服用，静かな時間を過ごす，作業療法に参加する，と立案したとする。一方患者は，早く退院することを目標にし，具体的には，友達とゲームをする，好きなおやつを食べることを希望したとする。看護師と患者の目標も具体策もずいぶんかけ離れている。このかけ離れた目標と具体策を一緒に話し合って，合意を形成するというプロセスをとってみる。患者の要望を聞くことで看護師は，第一の層から第二の層，そして第三の層や第四の層の患者を理解することにつながるのではないかと筆者は考える。看

護理論を学習しなおすことはハードルが高いが，患者と看護師が考えるお互いの看護計画を話し合い，合意を形成することは取り入れやすい。これをくり返していくことが，トラウマ・インフォームドケアの臨床への展開につながると考える。

　筆者は，これまで，まずトラウマ・インフォームドケアについて理解することを主眼においてきた。その内容は，トラウマ・インフォームドケアの原理をSAMHSA（Substance Abuse and Mental Health Services Association）が明確に示しているのでそのことを理解し，さらに，自分たちの実践がトラウマ・インフォームドケアなのか，非トラウマ・インフォームドケアなのかを見直し，そして組織的にトラウマ・インフォームドケアに取り組むための示唆を得ることを学んできた。

　本連載では，これまで執筆してきたトラウマ・インフォームドケアをより広い観点で検討する機会をいただいた。たとえば，患者の病期とトラウマ・インフォームドケア，看護師が被る二次的トラウマ体験や，トラウマ・インフォームドケアと精神療法（特に，動機づけ面接）との関連，そして今回のトラウマ・インフォームドケアを学習したことからわかった患者理解などである。精神科看護もトラウマ・インフォームドケアも，幅が広く奥が深い。学習しても学習してもいくらでも湧いてくる泉のようである。この深淵な学問とアプローチを少しでも学ぶことが，精神科看護の発展と患者ケアの向上に寄与することであろう。

どん底からのリカバリー ──WRAP®を使って。

第7回 ▶ 読者との対話⑥（「なんで名前を聞くか」）

アドバンスレベルWRAP®ファシリテーター
増川ねてる ますかわ ねてる

　1か月が経ち，新型コロナウイルス感染症のことで社会はガラリと変わりました。そして，この「コロナ」の問題は人によって違う物語をもっているように思われます。住んでいるところだったり，年齢だったり，職業・社会のなかでの役割だったりで，受けている影響が違っているように思います。なのでとても難しい。自分の常識や，正義や信念。それをほかの人も同じと思ってやりとりすると，すれ違うように思います。1人1人が"違う物語を生きている"ということを前提にコミュニケーションすることが，とても大切だと思います。

　そして，僕はというと。毎日の検温，手洗い，アルコール消毒，そしてマスクにクレペリン……。神経が過敏になりすぎてメールが見れない。携帯が見れなくなって1か月になっています。また，ちょっとのことで疲れてしまうようになっています。なのでいろいろなことができなくなっているのですが，ほかの人はどうなんだろうと思っています。

　マズイな，と思ったのは，本を読んでいると本に別のものが混ざるようになってきたこと（こう書いているんだって思っていると，それは夢。僕が勝手に文章をつくって読んでいる）。

神経が疲れすぎて，何かをやろうと思うと何かがずれてしまう感じです。そして，エナジードリンクを1日で5本とか飲むようになってきて，鼻血が出るのが3日間続いています。それで昨日，仕事先に電話をして「すみません，メールが見れなくなりました。いま何か重要事項がメールで回っているなら教えてください」と聞き，いまの状況を伝えました。

　今日は外に出ないといけなかったのですが，時間の感覚がおかしくなっていて時間がない……。靴下は昨日と同じで，Tシャツも夜寝るときに着ていたので「よし」として出かけました（人に会う必要はなかったのでよしとしました）。

　この1か月でいろいろなものが変わった感じがしています。みなさんはどうでしょう？

　さて，1か月前，

> Q7
> 呼ばれたい名前って何？　なんでそんなルールがあるの？

という質問に答えていました。先月のこととは違うレベルで「名前」の話をしたいと思います。「WRAPクラス」出会いのときに，「なんで

名前を聞くの？」という話。なんで，名前を聞きたいか？

　それは……，《僕が》そこで会う人を，なんて呼んでいいのかが《わからない》，わからなくなるからです。これは本当に子どものころからの悩みでした。小学校のころ，僕は友だちができずにいました。保育所のころからそうでした。でも，赤ちゃんのころから仲よかった人はいたんです。2人いて，「○っこ」って僕はその人たちのことを呼んでいました。きっと，まわりの大人たちがそう呼んでいて，僕も真似したんだと思います。それはごくごく自然なこととして，《気がついたら》そう呼んでいました。

　でも，それが保育所に行き，そして小学校に行くと変わりました。僕は同級生たちをどう呼んでいいかわからなくなっていました。そこには子どもの社会での「力関係」のようなものもあり，僕はすべての人を「○○君」って呼ぶようになっていました。怖かったからだと思います。親しい友だちがいなかったので，それが数年間続きました。でも，そんな僕にもやさしい友だちができました。やがて「呼び捨て」で呼ぶようになり，得意な気持ちになりました。そして，少しずつ友だちができるようになると，それまで「○○君」だった人も「呼び捨て」になったり，「あだ名」になったりしていきました。

　町の中学校に行き，高校生になると学区はさらに広がりました。小学生のときの友だちとは離れ離れになっていき，それでも何人かは同じ高校へと進みました。小学校は1学年1クラスの田舎の小学校でしたが，中学校は7クラス，高校は8クラスありました。小学校では同じ教室にいた友だちも別のクラスになり，そこで人間関係をつくっていきました。そうすると，そのなかで「呼ばれている名前」も変わっていき，小学生のときの名前では呼べなくなっていきました。高校生になると，さらにそうでした。

　いつだったか高校生のころ，横断歩道をわたるときに昔の名前で声をかけたのですが，そのまま無視された，ということがありました。そしていま，僕はもう30年近く会っていない小学生のときの同級生がいるのですが，もうほんと，なんて呼んでいいのかわかりません。わからないので会えないなという気がしています。なんて呼んでいいのかが，僕にはとても大きなことなのです。

　そして，思い出すのは大学生のとき。友人に聞いたことがあります。「人をなんて呼ぶかって，いつ決めるの？」って。そしたら，その友人は言いました。

　「俺は，会ってしばらくは『名前』で呼ばないよ。なんて呼んだらいいかわからないし，いったん呼び始めると後で変えるのってたいへんじゃん。だから，しばらくは様子見。名前では呼ばない。『おい』とか『ねえ』で呼びかけて，話をしていく。それから，その人との距離がわかったら，『名前』で呼んでいくことにしている」

　なるほどなって思いました。

　そんなふうに僕には，「なんて呼んだらいいのだろうか？」ということが，人生のなかで常に頭にある問いです。「WRAPクラス」は人生よりも短いので，様子見に時間を使えません。なので，最初に聞くことにしています。

　「僕は，あなたをなんて呼んだらいいのですか？」という意味で，「あなたの呼ばれたい名前はなんですか？」と。

そもそも，WRAPクラスで最初にお聞きしている「呼ばれたい名前はなんですか？」は，「私は，あなたをなんてお呼びしたらよいですか？」であって，自分で「私の呼ばれたい名前は○○です」と言うものではありません。なので，自分から積極的に，「《私の呼ばれたい名前》は○○です」「《私のWRAPネーム》は○○です」と言うことや，「WRAPは，呼ばれたい名前／WRAPネームで呼び合うもの」と言うことは僕には違和感があります。「そんなルールはありません」って言いたくなってしまいます。

　と，思っていると「そういうことか」と腑に落ちたことがありました。それは……。
　僕の長年の友人で，よく組んで「WRAPファシリテーター養成研修」を行っている津野稔一さんが，数年前に言っていたことがあるんです。
　「WRAPファシリテーターになりたいという想いで来てくださったみなさん，ようこそ。私の名前は，『津野』です。本名で，漢字で，『津野』です。最近思っていることがあるんやけれども，みなさん，それぞれにいろいろな名前を名札に書いていますよね。でも，『本名で，漢字』っていう人が最近は少なくて。本名でない方が多いですし，本名でも，ひらがなとか，カタカナとか。今回も『本名で，漢字』って人っていないですよね……。でも，私はずっと『津野』。これでお願いします」
　そして僕は，「確かにそうだよな……」とか，「でも，そんなにこだわらなくてもよくないかな，みんな楽しげに自分に名前をつけているのだから」くらいに思っていました。でも，あるときに言われたことがあるんです。「増川さん

の『WRAPネーム』ってなんですか？」。
　わからなくなりました。シンプルに僕は，「増川ねてる」が自分の名前。その名前で仕事をしていて，郵便物も「増川ねてる」で届きますし，大学の研究者登録の名前も「増川ねてる」。この文章も，「増川ねてる」で書いています。プライベートでも，結婚式の招待状が「増川ねてる」で届きます。WRAPのときだけの名前ではありません（そもそも，WRAP関係のところで使い始めた名前ではありません）。

　そして違う日に，「私のWRAPネームは……」と人が言っているのを何か所かで聞くようになったときに，津野さんが言おうとしていたことがわかったような気がしました。つまりは，「WRAPのときだけの名前ってなんなんだ？」という問いです。そもそもが，WRAPって自分の日常生活で"使う"もの。特殊な環境や，状況で訓練する類のものではなくて，日常生活に"ある"もの。だからWRAPクラスは非日常ではないし，そこに参加する自分は何かの仮面をつけた人ではなくて，"素"の自分であることが大切なこと……。普段とは違う名前ではなくて，WRAPのときだけの名前ではなくて。そんな想いをいまの僕はもっています。

　今日，津野さんに電話をかけました。
　「『呼ばれたい名前』『WRAPネーム』という話題を文章にしようと思うんですけれども，津野さんのことを書いていいですか？」「ええよ。ねてるの経験として書いてみて。それにしても，『WRAPネーム』ってなんなんだろうね。いいとか悪いとかではないけれども……」「ですね……，ほんと，いいとか悪いとかではな

いんですけど，やっぱり違和感が」と僕らは話をして，最終的には，「でも，楽しそうだから，その人たちがそれで楽しいなら，それでいいね。それがいいよね」と，どちらともなく言って電話を切りました。

呼ばれたい名前って何？　なんでそんなルールがあるの？

そんなルールはありません。少なくとも，僕はそのことを知りません（もちろん「ルール」だという物語を生きている人もいるかもしれず，その「世界」は悪いものでも，否定されるべきものではないと思います）。

そして，思うのは，大切なことは，「自分で決める」ということだと思います。とても正直に言いますと，この文章を書く前までは，自分で「私の《呼ばれたい名前》は……」と言うことや，「私の《WRAPネーム》は……」と言うことに僕は違和感をもっていました。でも，書いていくうちに，「その人がそれを望むなら，それがいいね」とシンプルに思うようになりました。そして，この文章は読んでくださる方がいて書けていますので，いま，この文章を読んでいるみなさんには本当に感謝です。新しい景色がいまここに広がっています。

大切なのは，「自分で決めること」。そして，自分で決めているお互いを尊重するということ……ですね。

The Wellness Recovery Action Plan（WRAP®）is a personalized wellness and recovery system born out of and rooted in the principle of self-determination.[1]

WRAP®は，使う人その人専用の健康と回復の仕組みです。そして，それは「自己決定の原則」から生まれ，「自己決定の原則」に根ざしています（筆者訳）。

おしまいに，津野さんとのエピソードを1つ。たぶん出会って間もないころ。でも，最初のときではなく，ちょっと仲よくなったときのこと。僕は津野さんに聞いたんです。もっと近くなりたいって気持ちが僕にはあって。

「『トシさん』って呼んでもいいですか？」

「それは，ダメ。『津野さん』がいい」

あれからもう，13年経ちました。そして僕は津野さんと仲よくなりました（僕の頭のなかの「トシさん」とではなく，現実の「津野さん」と時間を重ねてこれました）。あのとき，ちゃんと聞いておいてよかったな，あのとき，ちゃんと言ってもらってよかったなって思っています。

さて，もしお目にかかれたら，僕は，あなたをなんて呼んだらよいでしょう？

洗濯機を回しながら
2020年3月31日。

〈引用・参考文献〉

1）The Copeland Center for Wellness and Recovery：THE WAY WRAP® WORKS, https://copelandcenter.com/resources/way-wrap-works（最終閲覧2020年4月2日）
2）増川ねてる：リカバリーのキーコンセプト（リカバリーに大切なこと），WRAP®をはじめる！．精神科看護，42（3），p.50-59，2015.

最期のお別れ・最期からの学び

episode.3
"その人らしく生きる"を支える

白石美由紀
しらいし みゆき

地方独立行政法人神奈川県立病院機構神奈川県立精神医療センター（神奈川県横浜市）
精神看護専門看護師

私が感じた違和感

私が総合病院の内科病棟で働いていたとき，看取りは珍しくないことであった。いま正直に振り返ると，1人1人の看取りの中身よりも，「自分が勤務しているときに亡くなるかどうか」の心配のほうがまさっていたように思う。そして，1人1人の死に感情移入している間もなく，人が亡くなるということに慣れていく自分にどこか違和感があった。

胃がんの末期にあったAさん

精神科病院に異動になり初めて配属された病棟は，ほとんど退院する人がいない慢性期の女性閉鎖病棟であった。患者さんの多くが，私の看護師経験年数とはくらべものにならないほどの長い間，そこで入院生活を送っていた。

Aさんは，当時60代だったと思うが，髪はすっかり白くなり，すでに歯はなかったが，目鼻立ちの整った品のいい老婦人といった印象の方であった。Aさんから話しかけてくることはほとんどなかったが，目が合うとにっこりと会釈をし，ときどき知的障害の患者さんの世話をそっとしてくれるやさしい人であった。

そんなAさんの食欲は次第になくなり，ひとくち……ひとくち……なんとか口にするのがやっとの状態となった。それでも食事の時間になると，いつもと変わらず憩いの場のホールに来て，いつもと同じ席に座り，いつもと同じメンバーと食事を囲む姿は，Aさんが胃がんの末期状態だと思いもよらないほどであった。

異動したばかりの私に先輩看護師は，「普通の人なら痛くて食べていられないくらい」と話してくれた。総合病院に勤務していたときに，がんで看取った患者さんの多くが耐えがたい痛みに苦しみながら亡くなっていったことを思うと，「食べられるのは幸せだな」と思っていた。

身寄りもなく長い間病院に入院しているAさんが，これまでどのような人生を経てここにいるのか，どのような余生を送りたいと望んでいるのかについて思いを馳せることもなかった。精神科病院では身体疾患を理由に亡くなることがほとんどないとされた風潮（現在でもそうかもしれな

い）にどこかで違和感を感じていたが，Aさんの看取りについて言葉にすることはできなかった。

独り亡くなっていったAさん

数日後Aさんは，吐血のため総合病院へ転院し，間もなくして亡くなったという知らせが病棟に届いた。筆者も含めて先輩看護師たちもみな，Aさんの死を口にすることはなかった。重々しい空気が流れていたことだけが，記憶に残っている。

精神に病いをもつ人は，人と人との関係においてなんらかの困難を抱えているという特徴があり，それはAさんも同じであったろう。そんなAさんが，慣れない病院，慣れない環境，見知らぬ人のなかで独り亡くなっていった。Aさんと家族のように長い間かかわり合ってきた先輩看護師た

ちは，その意味の重さを感じていたのではないだろうか。Aさんが長い間過ごし，"生活の場"であった精神科病院で，"ともに過ごしてきた人たち"に看取られることがなぜなかったのであろうか。

最期まで「その人」を理解しようとする姿勢で

精神科看護の臨床では，人間の本質をさまざまな角度から深く考えさせられる場面に遭遇する。そうした人間理解のための原点に向き合うということも，精神科看護における特徴といえるのではないだろうか。

「患者」や「看護師」という枠を超えた1人の人として互いが知り合い，「人間とは何か」「その人らしさとはどういうことなのか」を問い続けてきた精神科看護師たち。精神に病いを抱える人が最期を迎えようとするときであっても，これを問い

続ける営みはなんら変わらない。

人はみな生活者であり，それぞれ独自の存在として固有の歴史をもっている。人が亡くなるという局面においてもその人を生活者としてとらえ人生史をたどりながら理解していくことは，精神の病いの有無にかかわらず重要なことだ。とりわけ精神に病いをもつ人に対しては，生活者として，人として理解していくということが見落とされがちになってしまうことはないだろうか（同時に，人の人生を知ることの重みを心にとどめておかなければならない）。

精神の病いというわかりにくい特性や生きづらさを抱えている人たちが，人とのつながりをもち続けながら，最期まで"その人らしく生きる"ために，精神科看護師（筆者も含めて）は，"人の死と向き合う覚悟"が求められることになるのであろう。

学の視点から
精神保健（メンタルヘルス）で
地域をひらく

安保寛明 あんぼ ひろあき
山形県立保健医療大学看護学科（山形県山形市）教授

②
▼ Second Step　一緒に取り組みたい人とつながりに行く

「地域をひらく」ということ

精神保健の時代において大事なことは，人が大事にしているいくつかの価値観にそって，自分の価値観をもつことについて自信と安心がもてる場や人が増えることだと思います。それは，多くの人に届きやすい言葉で表現すると，「地域をひらく」ということだと思います。

判断力や冷静さに貢献する学の視点

コロナウイルスによって，世界中の多くの人たちの生活が影響を受けるようになりました。未知のことに接しながら意思決定を行うことは，精神的にも苦労が多くなることでしょう。

学の視点は，未知の状況に対しても判断力や冷静さの面で貢献することができます。多くの情報から正確性の高い情報を見抜いたり，情報の背景にある事柄を読みとくことができると，自分の判断に自信をもつことができます。

たとえば，「この週末は不要不急の外出を控えてください」と自分が住む地域の知事が要請を出したとしましょう。もし，背景にある情報や状況を理解できないままだったら，「じゃあ，週末になる前に買いだめをしよう」と考える人が出てもおかしくありません。しかし，行列になると感染暴露のリスクが高くなりますから，買いだめをする前に「週末を乗り越えられるだけの物資や食料があるのか」といった情報の整理をし，感染症を受けるリスクと生活上の必要性のバランスを考える必要が生じます。

背景を正しく知っていることが，「文字に表れていることをするだけ」という状況を脱するには重要な1例だと思います。なお，今回の感染症と関連した心理的な影響については，THE LANCET誌に公開された論文[1]に詳しいです。

学の視点は地域づくりに必要

学の視点は，精神保健学という考えからの地域づくりにも有効です。たとえば，みなさんは「ひきこもり対策」と聞き，都道府県や市町村，また民間ではどうしていると思いますか？

市町村職員の視点で考えてみましょう。「ひきこもっている人がいる」と地域住民から相談が寄せられたとします。健康課や障害福祉課の職員が，「こちらでは何もできません」と言えば，そこで市町村の職員の"仕事"が終わります。ところが，「できない」といって対応しなければ何も変わらないことになってしまいます。

「できる／できない」ではなく，相談を聞いてくれて，「困っている自分とその人」のことを考えてくれる人が存在すると，心理的負担が軽減して前向きに変化しやすくなるのです。

「職員はなぜ仕事をしないんだ！」と憤った方もいるでしょうか。別に職員だって仕事をしたくないわけではありません。どう受け答えして，どう考えればいいのかがわからないから，「できない」と言うしかないこともあるわけです。多くの市町村で，ひきこもる人への支援はとても重要視されていますが，方法がわからないと何もできません。情熱だけでは相手が萎縮します。相手の状況がわかり判断ができる，学の視点が必要です。

学の視点でひきこもる人の支援を育てる：山形県の場合

山形県では，ひきこもり支援に対する取り組みを10年以上続けています[2]。まず，10年以上前から，保健師が家族相談や訪問を行って，支援例を蓄積しながら分析をしました。さらに，7年前にひきこもる人の状況に関する調査を行い，その後に内閣府が行う全国調査のきっかけとなる結果を公表しました。現在は，支援例の分析とニーズをもとに市町村の職員や学校，福祉などの方々に対してひきこもる人への支援に関する研修を開催しています。

この研修では，ひきこもる人に対して「どうすればいいのか」を伝えるのではなく，「どのようにご本人は感じているのか」「ご家族や周囲の人が感じやすい状況は何か」といった背景にある状況の理解ができるようにしています[3]。

研修の構成には私もかかわっています。神戸市看護大学の船越明子さん，訪問看護ステーションなごみの精神看護専門看護師である木島祐子さんに多くの力をいただき，年間100人以上の方々に参加をいただいています。ひきこもる人が少しでも人生を前に進められるよう，つながりたい人につながれるよう，あと数年をかけて効果を見たいと考えています。学の視点からの地域づくりの1例になればうれしいです。

一緒に取り組みたい人とつながる

このほかにも，紹介したい方がいたのですが，今日の時点ではできません。ひきこもり支援や自殺対策の分野で一緒に取り組んでいる人については，時機をあらためて，この連載でも紹介していきたいと思います。

＊今回の記事では，あえて感染症の拡大に関する状況を例にしました。これは，行動の指示だけに注目するのではなく，背景を考えることができることが重要だ，という例示として用いています。よって，今回の例が感染症の拡大に伴う行動に関する一般的かつ一面的な行動を提示するものではありません。

Next Step
自分たちにつないでくれる方を応援する

〈引用・参考文献〉
1）S.Brooks, et al：The psychological impact of quarantine and how to reduce it：rapid review of the evidence. THE LANCET, 2020, DOI：https://doi.org/10.1016/S0140-6736（20）30460-8
2）太田絢子，高橋夏美，金子信江，他：山形県村山保健所におけるひきこもり支援の取り組み. 保健師ジャーナル75（6），p.484-489, 2019
3）山形県子育て推進部，健康福祉部：「ひきこもり支援ガイドブック」について. https://www.pref.yamagata.jp/ou/kosodatesuishin/010003/wakamonoshien/hikikomoriguide.html（最終閲覧2020年3月26日）

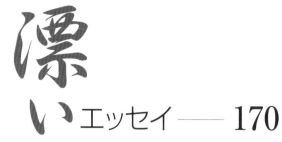

坂田三允の

漂い エッセイ——170

お医者さんさまざま（続 はじめての体験第3弾）

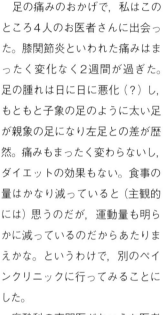

足の痛みのおかげで，私はこのところ4人のお医者さんに出会った。膝関節炎といわれた痛みはまったく変化なく2週間が過ぎた。足の腫れは日に日に悪化（？）し，もともと子象の足のように太い足が親象の足になり左足との差が歴然。痛みもまったく変わらないし，ダイエットの効果もない。食事の量はかなり減っていると（主観的には）思うのだが，運動量も明らかに減っているのだからあたりまえかな。というわけで，別のペインクリニックに行ってみることにした。

麻酔科の専門医だというお医者さんはとてもフランクで，「何，こんなに腫れていて膝が痛いというのに，膝のレントゲンも撮っていないの？」「撮っていません」「じゃあまず，膝のレントゲン，それと炎症の程度を調べてみよう」ということになった。レントゲン検査の結果は……驚くべきことに左足はきれいに写っているのに，右足はほぼ真っ白。かすかに足の骨が写っていて，関節の空間もあるように見えるが，足の全体が太く白くなってしまっている。両足を同時に撮って，この差は何？　脂肪？　まさか左足だって脂肪はあるはずだし……。そもそも脂肪はこんなふうに写らないだろう。お医者さんは頭を抱えて「こんな映像見たことない」とうなっている。さて，どうしたものか。で，とりあえず炎症の程度の結果が出るまで，1週間服薬を続けることになった。そのとき，前のお医者さんに出してもらった薬の内容をチェックして，「脊柱管狭窄症に推奨されている薬が含まれていない。おかしい」ということで，1剤追加。

1週間後，CRPは0.316mg。再度お医者さんは頭を抱えて「正常範囲だなあ。わからない。膝の専門家がいるからそこに行ってみて。いますぐ」ということになり，再び別のクリニックへ。そこの先生はまず，足の太さの違いに注目。両方の足の太さが大腿部も下腿部も2cmの差があることを確認すると，「エコノミー症候群かもしれないから，循環器センターに行ってみて。あ，その前に膝のレントゲンだけ撮っておこう」ということで，今度は右足だけのレントゲン検査。今度は真っ白にはならず，特別の異常はない。毎日最低でも5,000歩程度は歩いているんだけ

坂田三允
さかた みよし
多摩あおば病院看護部顧問（東京都東村山市）

Miyoshi SAKATA
TADAYOI ESSAY

ど，エコノミー？　と思いつつ，言われたとおりに循環器センターの血管外科受診。両足のエコーやら，造影CT，Dダイマーなどなど，半日以上さまざまな検査をして，結果は特に異常なし。

その結果を持って再度膝の専門家のところへ。専門家は「そりゃよかった。でもリウマチの検査はしていないから，それだけはやっておこう。リウマチでもなかったら，変形性膝関節症ということだろうから，膝に注射しましょう」ということになって再度採血。1週間後，結果を聞きに行った。でも，そのころには，足の太さは子象と親象の中間くらいになっていて，痛みも少し軽減して，平地を歩くにはゆっくりであれば不自由を感じなくなっていた。「注射と思ったけど，痛みが和らいでいるならしなくていいね」ということになった。「薬が効いているんですかね」と言ったら，膝の専門家は「あはは，薬なんてそんなに効かないよ」と宣った。「へ？」である。でも，「こんなふうに断言する先生いいなぁ，好きだなぁ」と思ったのだった。それに気分的には十分効果があったようにも感じていたか

ら，やっぱり同じ薬を処方してもらうことにした。

そして，座骨神経痛のときに言われたことを再度思い出していた。「あなたくらいの歳になれば（といっても，そのときはまだ60歳になるかならないかのころだったのだが），調べれば脊柱管狭窄症や椎間板ヘルニアが見つかるでしょう。でも，6週間様子を見ましょう。その間に食欲がなくなったり，眠れない日が続いたり，痩せたりしたら，もう一度来てください」。そのときは痛み出してから，すでに3週間が過ぎていた。それに続いて「レントゲンでも撮ってみます？」と言われたが，「いいえ，様子を見ます。でもなんとか痛みは抑えたいです」と答えて，たしかボルタレンを処方してもらったような気がする。薬で痛みは治まらなかったが，あと3週間我慢すればいいんだなと思い，炎症が治まるということかなとも考えて，とにかく3週間が過ぎるのをひたすら待った。そして，本当に痛みが少しずつ消えていったのだった。

今回，最初に歩けないほどの痛みを感じたときからほぼ4週間が過ぎていた。だからそのときのこ

とを考えると，「あと2週間だ，よし」と思った。1週間が過ぎて，階段の上りが少しできるようになった。下りにはまだ不安が残る。痛みもまったくなくなったわけではないし，足の太さもまだ，子象に戻っていない。痛みの原因もいまひとつはっきりしたわけではないし，最初のレントゲンで右足が写らなかった理由もわからないままだ。でも，もうこれで大丈夫だという気がする。さまざまなお医者さんに出会って，楽しかった。「なんで写らないんだ」と頭を抱えたお医者さんも「薬なんて効かないよ」と断言したお医者さんも，とても人間的……昔，お世話になっていた駐在保健師さんにもどこか通じるような気がして，仲よくなれそうな予感。また，ひどくなったらお世話になろう。

喪失と再生に関する私的ノート
［ NO.77 復興公営住宅での孤立をどう防ぐか ］

NPO法人相双に新しい精神科医療保健福祉システムをつくる会
相馬広域こころのケアセンターなごみセンター長／精神科認定看護師
米倉 一磨 よねくら かずま

 ### 制度のはざまで

　復興公営住宅とは主に被災者向けの集合住宅ですが，災害公営住宅とは違い，県が管理しています。南相馬市にある復興公営住宅は，他市町村から原発事故や津波で避難を余儀なくされた住民が多く入居しています。居住していた住所を変えず避難先に住んでいる方もおり，一時的な住まいとして入居している，またはついのすみかとしてよいのか迷いがあるなどの複雑な理由があり，原発事故で故郷を失った影響はこのような形で続いています。市町村も住民が各地に分散したため見守りが行き届きにくく，孤独死のリスクが高い状況にあります。今回は，この復興公営住宅に住むAさんについてお伝えします。なお，ご本人に了解を得て掲載させていただいております。

 ### 孤立はどうやって起こるのか

　50代，男性のAさんは，震災前は母親と2人暮らしでしたが，母親を亡くし1人暮らしとなりました。職人として20数年間働いていましたが，震災後に退職しました。Aさんは福島第一原子力発電所事故によって住んでいた土地を避難させられ，避難所から仮設住宅へ入居後，復興公営住宅に入居しました。入居してから生活保護を受給するまでの経緯は不明ですが，生活に困窮していたところを住民から市町村へ通報され，一時保護されたようです。推測すると，Aさんはもともと人づきあいが苦手な寡黙な男性であったのだと思います。誰も知り合いがいないこの復興公営住宅に入居し，生活に困っていることを誰にも相談できずに生活が苦しくなったのでしょう。

　ある日，行政から私たちなごみに「なんとかしてほしい」と連絡がありました。数か月前，足底部の蜂窩織炎で病院に入院し，退院後は関係機関でケア会議を開いて生活を立て直したはずでしたが，足から出血しても自分で処置ができず，高血圧や腎不全の持病も悪化したため，在宅では生活が困難なようでした。コンビニエンスストアの前で，バイクで転倒して住民に救急車を呼んでもらい，病院から市町村へ支援の依頼があったようです。

支援者不在の危機

　復興公営住宅に入り住民に通報されてからは社会福祉協議会が，生活保護を受給してか

らは保健センターや行政の生活保護課がかかわっていました。しかし，入院し退院した後も生活に困窮している状況は変わりませんでした。保健師と一緒にAさんの自宅へ行ってみると，床には血がこびりつき，郵便物やごみが散乱していました。足底部は創部が陥没して浸出液が絶えず流れ，感染しているにもかかわらずまったく保護せず靴を履いて外出していたようでした。部屋中に浸出液やごみのにおいが入り混じり，すぐに支援が必要な状況でした。Aさんは足の力が入らずバイクにも乗れなくなり，歩行も困難になりつつありました。台所には食べ物が放置され，すべてが中途半端になっていました。これだけセルフケアが低下していれば何かしらの支援があってもいいように思いますが，Aさんには支援が入りにくい理由がありました。まず，買い物にはバイクで行くことができていましたし，受診も1人で可能です。食事は，インスタント食品など購入することは可能です。しかし，今回のように傷がよくならず，足が動かなくなったことで生活のすべてが乱れてしまったのです。それでも誰かに頼ることなく1人でどうにかしたかったのかもしれません。

察するにAさんは軽度の知的障害のようでした。助けがあれば各種手続きなどはできますが，「自分1人だけの判断で」となると難しいように思います。これまでは，家のことは亡くなった母親が代行していたのでしょう。震災後，慣れない土地での暮らし。職場も震災後の好景気で忙しくなり，まわりのペースに適応できずやめてしまったのでしょう。このように，何か危機があっても支援につながらず，孤立死しかねない方はまだまだいるのかもしれません。

 ## 1杯のスープ

その後，保健センターの保健師と私たちで分担し，部屋の片づけや買い物，受診同行などの支援を始めました。ある日，スタッフが「Aさんの家で料理をつくろう」と提案し，折り畳みテーブルやイス，食器を持ち出し，スープをつくりました。Aさんは，そのスープを涙ながらに口に運びました。その意味は聞きませんでしたが，1人でさびしく誰にも頼ることなく生きてきた自分に，家族のように食卓を囲む人がいたことをうれしく思ったのかもしれません。同じ釜の飯を食らうことの意味は大きかったと思います。

その後，年越しが1人でできるのか心配でしたが，足の処置や腎機能の低下もあり，入院することになりました。実は，入院を積極的に受け入れてくれなかった病院が，私たちの説明に理解を示してくれたのです。Aさんはいままで，ただ不摂生で身体症状を悪化させたのではなく，必死に生きようとしていた姿を理解してくれたのかもしれません。

 ## グレーゾーンにいる方への支援

私たちは制度によって認定された障がい者や高齢者で支援を求める方への支援を行っていますが，Aさんのように認定されていない弱者に対しては行政や市民の善意だけに頼っているのがいまの社会かもしれません。病院や施設から1歩踏み出した看護が望まれていると感じます。

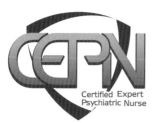

精神科認定看護師
実践レポート

医療法人明精会会津西病院
（福島県会津若松市）
看護部長／精神科認定看護師
岩渕いずみ
いわぶち いずみ

②
精神科薬物療法看護の知識を活用した実践
病棟管理者の立場になってからの気づき

当院第1号の精神科認定看護師として 精神科認定看護師の役割を模索

　私の勤務する会津西病院は，精神病床310床と一般病床68床の病院である。当時の上司から「あなたは精神科を続けてがんばるように」と言われていたこともあり，私は精神科看護に本腰をいれて取り組まなければならない状況にあった。上司からの勧めでスキルアップのために精神科認定看護師をめざすこととなり，2015（平成27）年に資格を取得した。

　当院第1号の精神科認定看護師として病院は，私をどのように活用したらよいのか手探りの状態であった。自分自身としては精神科認定看護師は，病院内の看護の質を底あげするためにスタッフ教育や業務改善を行うべきだと考えていた。また，病院側もそれを期待し，求められていると感じていた。

　しかし，当時の私は自分の知識やスキルに自信がなく，病棟の一スタッフであることで，コンサルテーションやスタッフ教育などと大それたことは考えることができなかった。そこで，まず服薬指導や服薬教室など自分の看護業務の

なかで，研修で得た知識をもとに患者指導をすることや，自分が外部の研修に積極的に参加し，知識を深めることを目標として活動を開始した。

　一方，研修費を出してくれた病院側からは，資格取得後すぐに院内研修会を開催するように依頼があった。私は資格の取得にあたり「精神科薬物療法看護」を専門的に学んだ。そこで，「薬物療法の基礎知識」について講義をしたところ，多くのスタッフが興味をもって聞いてくれた。

　その後，教育委員会から院内研修の依頼が来るようになり，院内での精神科認定看護師の認知度があがっていくのを感じた。毎年1つずつ疾患を取りあげて，院内研修会を開催している（表1）。「疾患について」「その疾患の薬はどのようなものがあるか」「作用機序はどのようになっているか」「薬について，看護師が気をつけなければいけないこと」「患者が生活上で気をつけなければならなく，それを看護師がどのように観察，支援するか」などを盛り込んで講義をしている。薬物療法看護の精神科認定看護師は医師や薬剤師ではなくあくまでも看護師で

あるので，看護の視点で話をするようにしている。それが，日々の看護実践で活かすヒントとなり，スタッフが興味をもって聞ける内容だと考えている。

スタッフから病棟管理者へ
戸惑いからスタッフを支えるために

　資格取得5年目の2019（平成31）年4月に病棟師長に立場が変わり，病棟も異動することになった。管理者となると自分だけが，がんばればよいという考え方は通用せず，組織全体として考えていかなければならないということに直面した。自分が患者に直接かかわる時間が減った分，看護の質をあげるためには，スタッフへの教育を強化しなければならないという現実のなか，病棟異動や仕事内容の変化，精神科認定看護師として，活動の方向性をどこに定めるかということに迷い，戸惑うだけでこの1年は終わってしまったような気がする。しかし，そのなかでも自分が考えてやってきたことを紹介する。

　患者への直接ケアに関しては，病棟業務や夜勤がまったくなくなったわけではないので，時間的には減ったが，少ない時間のなかで取り組むことはできた。スタッフ教育に関しては，困っているときや申し送り時のアドバイス，ケアに戸惑っているときは患者対応を一緒に行い，対応を見せることで，教育につなげている。自分が対応した場合は，アセスメントや経過，そのエビデンスをなるべくくわしく説明したり，記録に書いたりしている。なぜ，そのような対応をしたのかを知らせることが，アセスメントやケアの面で教育になると考えるからである。

表1　院内研修の講義内容

担当した院内研修の講義内容	
2015年度	薬物療法の基礎知識
2016年度	うつの治療薬について
2017年度	認知症治療薬について
2018年度	睡眠薬について
2019年度	統合失調症治療薬について

　病棟管理者になってからは，業務改善はしやすくなった。1例をあげると，当院では，クロザピン服用者のバイタル測定を1日4回行っていた。そのことが業務を圧迫し，スタッフからも「そんなにバイタル測定の必要性があるのか」という不満の声があがっていた。クロザピンのコーディネート業務担当となったこともあり，薬剤科と連携して医局と掛け合い，患者の安全面も考慮しつつ，服用開始から3か月は1日2検，それ以降は1日1検の回数調整を行った。

　そのほか，昨今の医療現場は，ジェネリック薬品の使用が増えてきている。当院でも次々と薬がジェネリック薬品に切り替わっている。ジェネリック薬品に変わっても，オーダーリストが書き換えられていない，患者が頓用薬を希望する際も，その薬剤名と与薬した薬剤が違うということが生じることがあり，現場は混乱している。医療安全の観点からも課題があると感じている。現在，医療安全の担当者と協力して，ジェネリック薬品の一覧表の作成や，オーダーリストの書き換えなどを進めているところである。

役割の浸透が病棟を超えた活動に

　病院全体では，精神科認定看護師の相談・指

導という役割が少し浸透してきた。コンサルテーションの依頼は，2018（平成30）年度は2件あり，年々増えてきている。一般病棟からも「認知症の患者が拒薬をしている。どのように薬を飲ませたらよいか」という相談が来た。私は一般病棟へ足を運び，スタッフから話を聞くと，"拒薬時にどのように薬を飲ませるか"という視点にとらわれているようだった。拒薬時は無理強いせず，いったん引くことで，患者が受け入れてもらえたという思いになり，信頼関係が構築されるきっかけとなる。無理強いすると，患者との信頼関係が崩れ，看護ができなくなる恐れがある。そのため，時間をおいてもう一度勧めたり，スタッフを変えたりして声かけしてみること，拒薬の理由を探ってみることや，剤形，服用時間や服用回数，本人が服用しやすい工夫（ヨーグルトやオブラートなど）を検討することも有効であるとアドバイスした。なんとしても薬を飲ませなければいけないという視点に立つと，患者に無理強いする結果となる。しかし，患者の権利や倫理的な面から飲まないことも患者の選択の1つだと考えることもできる。

　実は，私が精神科認定看護師をめざし，薬物療法看護を学ぼうと思ったきっかけは，拒薬をする患者にどのように薬を飲ませるか学びたいという思いからであった。しかし，研修のなかで「飲まないことも患者の権利である」[1]ということを学び，そのことを院内研修や日々の看護を通して周知してからは，当院でも患者に無理に薬を飲ませるという姿勢が減ったと感じている。

精神科薬物療法看護を学んだ強み

　精神科において薬物療法は切っても切れない関係である。入院中はきちんと服薬し，症状が落ち着いているように見えても，退院後に薬を中断することで再発や再入院に至るケースは多い。患者の生活面から薬物療法の維持について考えることができるのは看護者である。入院中から，退院後の生活を見越して一緒に考えていく必要がある。服薬指導をしていると，患者はよく理解しないで服薬していることが多く，指導の大切さを痛感する。私は研修や実習をとおして精神科薬物療法看護を中心に学んだ。薬物の特性や知識を得ることで，生活に即した服薬指導ができるようになった。そして飲む側の患者の気持ちもくみ取れるようになり，信頼関係の構築に役立てることができている。看護師として患者の生活に即し，気持ちをくみ取った看護の実践と，それを基盤にスタッフ教育や業務改善を行えることが，精神科認定看護師の強みだと思う。

〈引用・参考文献〉
1）日本精神科看護技術協会監修：精神疾患／薬物療法 実践 精神科看護テキスト4 改訂版．精神看護出版, p.112, 2011.

• 精神科認定看護師制度のお問い合わせ先
日本精神科看護協会　認定事業担当
TEL：03-5796-7033　FAX：03-5796-7034
QRコードからアクセス
http://www.jpna.jp/education/
certified-nurse.html

情 報 コ ー ナ ー

精神科認定看護師への道

　2020（令和2）年度，精神科認定看護師は833名になりました。資格を取得するためには受講資格審査に合格し，精神科認定看護師教育課程の受講，精神科認定看護師認定試験に合格することが必要です。そして，資質保持の観点から5年ごとの更新制を設けています。

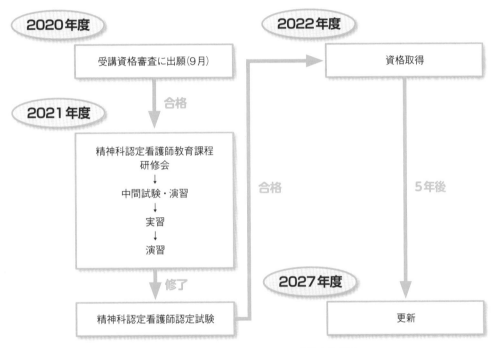

図1　次年度に8か月コースで受講する場合

精神科認定看護師をめざす方のための説明会の日程変更について

　新型コロナウイルス感染症の感染拡大を防ぐために日程を変更させていただくことになりました。精神科認定看護師制度の概要，精神科認定看護師による実践報告，資格取得の準備，精神科認定看護師の活用など，幅広い内容を情報提供します。

日程：2020年7月18日（土）

場所：日本精神科看護協会東京研修会場

お申し込み：日本精神科看護協会のホームページからお申し込みください。

みなさんからの研究論文や実践レポートを募集しています

●精神科看護に関する研究, 報告, 資料, 総説などを募集します!

＊原稿の採否

(1) 投稿原稿の採否および種類は査読を経て査読委員会が決定する。

(2) 投稿原稿は原則として返却しない。

＊原稿執筆の要領

(1) 投稿原稿に表紙をつけ、題名、執筆者、所属機関、住所、電話等を明記すること。

(2) 原稿はA4判の用紙に、横書きで執筆する。字数は図表を含み8000字以内とする。

(3) 原稿は新かな、算用数字を用いる。

(4) 図、表、および写真は図1、表1などの番号とタイトルをつけ、できる限り簡略化する。

(5) 文献掲載の様式。

　①文献のうち引用文献は本文の引用箇所の肩に,1),2),3)などと番号で示し,本文原稿の最後に一括して
　　引用番号順に掲載する。

　②記載方法は下記の例示のごとくとする。

　　i) 雑誌の場合　著者名:表題名,雑誌名,巻(号),ページ,西暦年次.

　　ii) 単行本の場合　編著者名:書名(版),ページ,発行所,西暦年次.

　　iii) 翻訳本の場合　原著者名(訳者名):書名,ページ,発行所,西暦年次.

(6) 引用転載について。

　　他の文献より図表を引用される場合は、あらかじめ著作者の了解を得てください。

　　またその際、出典を図表に明記してください。

●実践レポートや報告もどんどんお寄せください!

　職場での実践報告や看護の工夫などをお寄せください。テーマは問いません。研究目的,方法,結果,考察など研究論文の書式にとらわれなくても結構です。ただし、実践の看護のなかでの報告・工夫に限ります。8000字以内でまとめてください(図表・写真含む)。原稿の採否については編集委員会で検討します。

●読者のみなさんとともにつくる雑誌をめざしています。

　「クローズアップの取材に来てほしい!」「こんな特集をしてほしい」「この記事は面白かった,役に立った」など、思い立ったことやご意見などもお気軽にお寄せください。お待ちしております。採用の際は原稿のデータをフロッピーなどの媒体で送っていただきます。

送付先　㈱精神看護出版

●TEL.03-5715-3545　●FAX.03-5715-3546

●〒140-0001 東京都品川区北品川1-13-10ストークビル北品川5F

●ＵＲＬ　www.seishinkango.co.jp/

●E-mail　info@seishinkango.co.jp

精神科看護
THE JAPANESE JOURNAL OF PSYCHIATRIC NURSING

NEXT ISSUE
次号予告
2020年5月20日発売

2020
6

特集

長期化したひきこもりと精神科看護

ひきこもり支援の現在—当事者の高齢化という課題
ひきこもり支援，こうした方法は逆効果！
当事者が医療にどうつながるのか
長期のひきこもり当事者の親への支援のあり方　ほか

EDITING POST SCRIPT

◆古典に挑戦しようと，最近はアリストテレスの『ニコマコス倫理学』をひいこら言いながら読んでいます。読み進めてまだ半ばほどではありますが，人として幸福になるためには徳にもとづいて活動すること，その活動は何事も中間であること，が大きな主張というように解釈しました。それと引き合わせて思われるのは新型コロナウイルス感染症の流行に伴う人の行動です。たとえば極端に怖がり，買いだめに走るのもよろしくない。極端に向こう見ずで，濃厚接触を厭わず遊ぶのもよろしくない。適度に怖がり，適度に息抜きをする。その中間のふるまいは，できそうに思えてなかなかできないものですね。何はともあれ，早く事態が収束することを願うばかりです。　　（C）

◆この災厄のなかで，医療現場を維持しているみなさまに最大限の敬意を表します。来月号も，またみなさまの仕事の活力となるような情報をお送りします。　　　　　　　　　　　　　　　　（S）

■お詫びと訂正
2020年4月号p.021，一宮市の外国人の居住比率に関して下記の誤りがありました。お詫びして訂正いたします。
　誤）「1番が中国の方，2番が韓国の方，3番目にフィリピンの方でした」
　正）「1番が中国の方，2番がフィリピンの方，3番目に韓国の方でした」

STAFF

◆編集委員会（五十音順）
　小宮博美（千葉県立保健医療大学健康科学部）
　佐藤恵美子（一般財団法人聖マリアンナ会東横恵愛病院）
　早川幸男（一般社団法人日本精神科看護協会）
　中村博文（茨城県立医療大学保健医療学部）
◆協力　一般社団法人日本精神科看護協会
◆EDITOR
　霜田　薫／千葉頌子
◆DESIGNER　田中律子／浅井 健
◆ILLUSTRATOR　BIKKE
◆発行所
　（株）精神看護出版
　〒140-0001　東京都品川区北品川1-13-10
　　　　　　　ストークビル北品川5F
　TEL.03-5715-3545／FAX.03-5715-3546
　http://www.seishinkango.co.jp/
　E-mail　info@seishinkango.co.jp
◆印刷　山浦印刷株式会社
●本書に掲載された著作物の複製・翻訳・上映・譲渡・公衆通信（データベースの取込および送信可能化権を含む）に関する許諾権は，小社が保有しています。

2020年5月号　vol.47　No.5　通巻332号
2020年4月20日発行
定価（1,000円＋税）
ISBN978-4-86294-236-4

精神科看護

定期購読のご案内　月刊「精神科看護」は定期購読をおすすめします。送料，手数料は無料でご指定のご住所へお送りいたします。バックナンバーからのお申し込みも可能です、購読料，各号の内容，申し込み方法などは小社webサイト（http://www.seishinkango.co.jp/）をご確認ください。

雑誌『精神科看護』広告媒体資料

雑誌『精神科看護』は発行より40年を迎え，精神保健医療福祉分野で仕事をする看護者に向けた専門誌として広く購読されています。精神保健医療福祉の動向にもとづいた特集，調査報告・研究，精神科看護技術に関する連載，最新の精神医学の解説，関連図書の紹介・書評などを掲載しております。

発行：月間（毎月20日発行／本体価格1,000円）／**発行部数**：5,000部
主購読者：精神科病院（総合病院の中の精神神経科含む）・保健福祉施設に勤務する看護者，看護師等養成機関で働く教員（看護者），コメディカル等にご購読いただいております。
判型：B5判／**頁数**：80〜96ページ／**表紙**：4色／**本文**：2色

『精神科看護』広告掲載に関して

雑誌『精神科看護』では随時，広告の募集を行っております。なお，掲載希望号がある場合はお申し込みの際に担当者にお伝えください。

❖ **お申し込み方法**
　お電話（03-5715-3545）にてお申し込みください。
　＊掲載号によってはご希望のサイズに沿えない場合がございます。

❖ **広告お申し込み締め切り**
　発行日の50日前（前々月末日）必着

❖ **広告原稿締め切り**
　発行日の30日前（前月20日）必着

❖ **入稿に関して**
　広告原稿はCD-ROMなどを下記の送付先に送付いただくか，メールで送信して下さい。

❖ **ご請求に関して**
　雑誌刊行後，広告掲載誌とともに請求書を送付いたします。

求人広告料金 [掲載場所：表3対向ページ（最終ページ）／色数：2色]

サイズ	囲み枠 （天地mm×左右mm）	本文スペース （天地mm×左右mm）	広告料 （税別）
1頁	237×151	227×149.5	60,000円
2/3頁	155×151	145×149.5	50,000円
1/3頁	74×151	64×149.5	20,000円
1/6頁	74×74	58×72	15,000円

広告料金

掲載場所	サイズ	色数	寸法（天地mm×左右mm）	広告料（税別）
表4	1頁	4色	190×155	160,000円
表3	1頁	4色	226×155	110,000円
表3	1頁	1色	226×155	60,000円
表2	1頁	4色	226×155	120,000円
表2	1頁	1色	226×155	70,000円
記事中	1頁	2色	220×146	50,000円
記事中	1/2頁	2色	102×146	25,000円
記事中	1/4頁	2色	102×68	20,000円
綴込広告	1枚	設定なし	製品広告	160,000円
綴込広告	1枚	設定なし	記事体広告	180,000円

送付先　精神看護出版　◦〒140-0001　東京都品川区北品川1-13-10　ストークビル北品川5F
　　　　　◦TEL.03-5715-3545　◦FAX.03-5715-3546　◦E-MAIL.info@seishinkango.co.jp

「精神科看護」定期購読申し込み用払込取扱票

平素はご愛読いただき、誠にありがとうございます。本票にて定期購読のお申し込みを承ります。書店にて定期購読をお申し込みされる場合は、この払込取扱票は使用しないようにお願いいたします。なお、下記の定期購読料には送料、消費税が含まれております。

◆2020年12月31日まで、下記の購読料となります。

【お問い合わせ】精神看護出版 営業企画部　TEL：03-5715-3545　e-MAIL：info@seishinkango.co.jp

払込金受領証

口座番号	00150-6-62908
加入者名	株式会社 精神看護出版
金額	
払込人住所氏名	
料金	
特殊取扱	
通常払込料金加入者負担	

受付局日附印

記載事項を訂正した場合は、その箇所に訂正印を押してください。

切り取らないで郵便局にお出しください。

払込取扱票

02 東京								
口座番号	0	0	1	5	0	-	6	- 62908
加入者名	株式会社 精神看護出版							

金額　料金　特殊取扱　通常払込料金加入者負担

※「精神科看護」定期購読申し込み（12ヵ月分）

＿＿年＿＿月号 通巻＿＿号より

□増刊号あり 15,400円 申込みます。
□増刊号なし 13,200円

©2020年増刊号
タイトル：「精神科訪問看護（仮）」
*2020年12月31日まで有効

注 □内に✓をつけてください。
注 この払込取扱票は、定期購読専用です。

払込人住所氏名：
□自宅 □勤務先
ご住所 〒
ご施設名
お名前
TEL

受付局日附印

裏面の注意事項をお読み下さい。（郵政事業庁）（私製承認東第39998号）

これより下部には何も記入しないでください。

※ご記入いただいたお客様の個人情報は、ご注文商品の送付や小社のサービス提供、改善の目的以外に使用することはございません。

各票の※印欄は、払込人において記載してください。

この受領証は、郵便局で機械処理をした場合は郵便振替の払込みの証拠となるものですから大切に保存してください。

（ご注意）
この払込書は、機械で処理しますので、本票を汚したり、折り曲げたりしないでください。

・この払込書をお預けになるときは、引替えに預り証を必ずお受け取りください。

・ご不明な点がございましたらフリーダイヤル（0120－108420）へお問い合わせください。

（郵政事業庁）

この払込取扱票の裏面には、何も記載しないでください。